ETUDE

SUR LES SIGNES PHYSIQUES

DE LA PÉRICARDITE

PAR

Antonin DOUBLET,

Docteur en médecine de la Faculté de Paris,
Ancien interne provisoire des hôpitaux,
Médaille de bronze de l'Assistance publique.

PARIS
LIBRAIRIE V. ADRIEN DELAHAYE ET Cie, ÉDITEURS
PLACE DE L'ÉCOLE DE MÉDECINE

1879

ÉTUDE

SUR LES SIGNES PHYSIQUES

DE LA PÉRICARDITE

ETUDE

SUR LES SIGNES PHYSIQUES

DE LA PÉRICARDITE

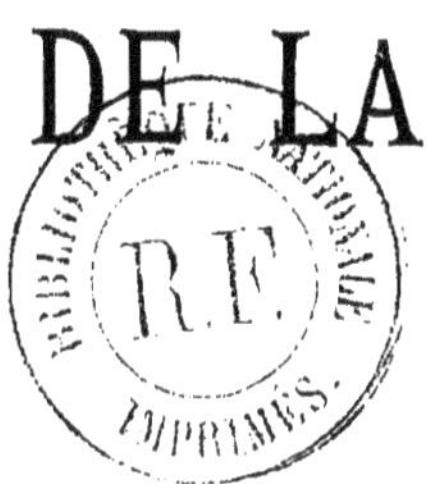

PAR

Antonin DOUBLET,

Docteur en médecine de la Faculté de Paris,
Ancien interne provisoire des hôpitaux,
Médaille de bronze de l'Assistance publique.

PARIS
LIBRAIRIE V. ADRIEN DELAHAYE ET CIE, ÉDITEURS
PLACE DE L'ÉCOLE DE MÉDECINE

1879

ETUDE SUR LES SIGNES PHYSIQUES

DE

LA PÉRICARDITE

INTRODUCTION.

Les anciens auteurs n'avaient que des notions extrêmement vagues sur la péricardite, Galien paraît avoir entrevu cette maladie, car il dit que chez certains individus atteints de palpitations, on peut soupçonner que le cœur se meut dans un liquide. Mais c'est seulement au XIIe siècle que l'on voit cette affection être décrite avec un peu de précision par Avenzoar. Plus tard, Salius Diversus, Zacutus Lusitanus décrivent l'inflammation du péricarde Ce dernier ajoute de nouveaux symptômes : les défaillances, une légère douleur vers le sternum, un pouls inégal et dur.

Ensuite les médecins rapportent des cas nombreux de péricardite ; nous citerons Fabrice de Hilden qui rencontra un épanchement sanguinolent dans l'enveloppe du cœur, Lieutaud, Stœrck Morgagni. Dès lors le chemin était tracé et les travailleurs se mirent à l'œuvre. Burns, Davis en Angleterre, Testa en Italie, Kreysig en Allemagne, Trécourt, Sénac, Corvisart et Laennec en France, enrichirent la science de leurs observations et de leurs écrits.

Avec la découverte de l'auscultation, l'histoire de la péricardite entre dans une nouvelle phase, jusque là on n'avait assigné à cette maladie que des symptômes incertains ; maintenant elle va avoir des signes certains.

Cependant cette précision si grande donnée tout d'un coup dans le diagnostic des maladies de poitrine par la découverte de l'auscultation, ne fut point apportée également dans le diagnostic de la péricardite. Nous voyons Laennec (1) lui-même écrire qu'on ne peut pas reconnaître mais seulement deviner des péricardites. Le signe le plus important d'une forme de cette maladie : le frottement, étudié d'abord par Collin (2), fut ensuite oublié ou simplement indiqué à titre de renseignement historique (3).

Malgré tout, la méthode était trouvée et l'étude ne cessa plus de faire des progrès, aussi Chomel (4) a-t-il pu dire qu'avec les travaux de Bouillaud, Louis, Andral, Hache, Stokes et Latham en Angleterre, le diagnostic de la péricardite est devenu possible dans le plus grand nombre des cas et même dans quelques-uns d'une grande facilité. Cette opinion de Chomel est parfaitement exacte, d'ailleurs il n'est pas le seul qui l'ait exprimée, car Louis a cru pouvoir établir que la péricardite n'est pas toujours difficile à re-

(1) Traité de l'auscult. médicale, 1re édit., 1879, p. 378.

(2) Sur les méthodes d'exploration de la poitrine. Paris, 1824.

(3) Bertin. Traité des maladies du cœur et des gros vaisseaux. Paris, 1824.

(4) Dict. en 30, art. Péricardite.

connaître et que si jusqu'alors on a été réduit à la deviner comme le dit Laennec, on doit moins l'attribuer à la nature même de l'affection qu'à la manière incomplète dont elle a été observée. Trop souvent en effet, on lit la relation d'autopsies où l'on a trouvé des péricardites qui avaient été méconnues pendant la vie ; alors parcourt-on les observations des malades, on ne trouve nulle part mentionnés les résultats de l'auscultation de la région précordiale ; ou tout au plus a-t-on noté quelquefois l'état du cœur le jour de l'entrée des malades à l'hôpital.

Nous en avons lu un certain nombre d'exemples.

Ces mécomptes qui attendent le médecin à l'amphithéâtre sont peut-être plus fréquents pour la péricardite que pour toute autre maladie inflammatoire, et cela pour deux raisons : 1° parce que cette affection étant le plus souvent deutéropathique ; l'attention du clinicien est absorbée par les symptômes prédominants d'une maladie primitive, 2° parcequ'on oublie d'ausculter la région du cœur dans toutes les maladies pendant lesquelles peut survenir une péricardite.

L'épithète de latente a été donnée à cette forme de la maladie qui n'éveille dans l'économie aucun trouble apparent bien manifeste ; mais il faut bien se garder de croire comme son nom paraît l'indiquer au premier abord, que cette péricardite doive rester ignorée. Latente veut seulement dire qui a des symptômes insidieux, et l'on peut ajouter qu'ils doivent être recherchés avec d'autant plus de soin qu'ils sont plus cachés à l'observateur. A ce point de vue, la péricardite ne fait point exception dans la pathologie, car bien des maladies se développent silencieusement ; l'albuminurie dans la diphthérie, la pleurésie dans le cours des pyrexies, la pneumonie chez les vieillards, en sont des exemples, et cependant ces états pathologiques sont journellement diagnostiqués, ils ne passent point inaperçus comme la péricardite ; pourquoi cela? Uniquement parce que leurs conditions étiologiques étant bien connues, on les recherche sans cesse pendant le cours des maladies où ils peuvent se montrer.

A coup sûr, l'inflammation du péricarde serait elle-même rarement méconnue, si on avait toujours présentes à l'esprit toutes les maladies où on peut la rencontrer de façon à examiner fréquemment et attentivement dans ces cas la région précordiale,

Indiquer les états morbides dans le cours desquels peut naître cette affection, c'est rappeler chaque circonstance où on devra la rechercher, c'est mettre sur la trace d'un diagnostic que l'étude seule des symptômes permet d'affirmer.

Or cette symptomatologie est-elle toujours assez nette assez précise pour décéler au clinicien une inflammation de l'enveloppe séreuse du cœur? Nous serions tentés de répondre par la négative, si nous tenions compte des opinions si disparates de tous les auteurs qui ont écrit sur ce sujet. Mais avant de nous prononcer, examinons la question de près.

La péricardite se manifeste d'une part, par des symptômes généraux et fonctionnels, de l'autre par des signes physiques. Les premiers sont extrêmement variables en nombre, en intensité, ils n'ont absolument rien de caractéristique. Parfois ils sont presque nuls (péricardite latente), parfois au contraire tellement intenses (péricardite hydrophobique) qu'ils servent plutôt à nous induire en erreur qu'à nous mettre sur la voie du diagnostic. Ne nous étonnons donc pas, après cela, du jugement que portèrent les anciens auteurs sur la maladie qui nous occupe, et de leur entendre dire qu'il n'y a qu'incertitude touchant la question du diagnostic. Ils avaient raison, et nous ne pouvons que partager leur manière de voir quand nous envisageons la variabilité si grande des symptômes généraux et fonctionnels de la péricardite.

Mais après la grande découverte de Laennec, dès que l'auscultation et la percussion se prêtèrent un mutuel appui dans la recherche et l'interprétation des phénomènes morbides, on trouva toute une série de symptômes nouveaux, désignés sous le nom de signes physiques. Alors la question change de face, il ne s'agit plus de reconnaitre une péricardite comme on le faisait auparavant en observant seulement les troubles fonctionnels qu'elle était susceptible de déterminer dans un plus ou moins grand nombre d'organes (1) ; mais uniquement de constater par le toucher l'ouïe et la vue une lésion organique du péricarde.

Tout d'abord la valeur diagnostique de ces signes parut douteuse à plusieurs auteurs et en particulier à Laennec comme nous l'avons déjà dit. Mais en s'appuyant sur des observations précises et plus nombreuses, l'opinion des médecins ne tarda pas à se modifier, et la péricardite, grâce aux données fournies par la percussion et l'auscultation, fut considérée comme une maladie d'un diagnostic facile. Pour le prouver, nous n'avons qu'à rappeler les paroles de Louis, de Chomel ; nous pouvons aussi rapporter celles de Bouillaud. Il s'agit d'un malade chez qui une péricardite compliquant une pleuro-pneumonie fut méconnue pendant la vie et constatée seulement à l'autopsie. Le

(1) La péricardite en effet est remarquable par ce fait qu'elle n'a que très-peu de symptômes fonctionnels qui lui soient propres ; ceux qu'on lui assigne sont le plus souvent manifestés par les organes voisins sur qui l'inflammation du péricarde retentit d'une manière fâcheuse ; ex. : la douleur par irritation des phréniques ou des nerfs cardiaques. La dyspnée par compression du poumon, etc., etc.

malade ayant beaucoup de dyspnée, d'anxiété, on avait ausculté le cœur et on avait trouvé les bruits tellement sourds qu'on avait de la peine à les distinguer ; alors voici comment s'exprime l'illustre professeur de la Charité : « Nous n'avions qu'à pratiquer la percussion de la région précordiale et nous eussions reconnu l'existence de la péricardite surajoutée à la pleuro-pneumonie...

Aujourd'hui que nous examinons toujours avec soin la région précordiale, la péricardite ne nous échappe plus. »

On ne saurait énoncer plus clairement toute l'importance des signes physiques de la péricardite, et montrer plus nettement en même temps toute l'utilité qu'on peut retirer des divers modes d'explorations employés simultanément.

Pour nous, sans considérer les symptômes généraux et fonctionnels, comme étant sans valeur, nous pensons que les signes physiques sont beaucoup plus importants pour faire le diagnostic, et même qu'ils sont les seuls qui puissent nous donner la certitude de ce diagnostic ; nous croyons de plus que dans la grande majorité des cas, ils sont faciles à constater, et que s'ils sont assez fréquemment passés méconnus, c'est pour les raisons que nous avons données plus haut.

De tout ce qui précède, nous espérons avoir fait ressortir toute l'importance et tout l'intérêt qui s'attache à l'étude des signes physiques observés dans la péricardite. Or c'est cette étude que nous avons entreprise de faire : considérer ces signes dans leurs causes, leurs caractères, leur évolution, leur enchaînement, de manière à leur donner le plus de précision possible et leur valeur diagnostique réelle, tel est le but que nous nous sommes proposé dans ce travail. Mais il est nécessaire de rappeler certaines notions anatomiques et physiologiques pour bien comprendre et bien interpréter les signes physiques de cette maladie ;

c'est pour cela que nous avons écrit le chapitre qui va suivre.

Dans un autre chapitre, nous avons dû décrire sommairment les symptômes, la marche et les terminaisons de la péricardite. Cette vue d'ensemble est forcément incomplète; mais elle était nécessaire pour l'intelligence de ce qui devait suivre,

Avant d'aller plus loin, nous remercions tout particulièrement M. le Docteur Constantin Paul, professeur agrégé à la Faculté de médecine et médecin des hôpitaux, qui a eu la bonté de mettre à notre disposition, la planche contenue dans ce travail ainsi que deux leçons cliniques sur la péricardite, encore inédites, et que j'aurai l'oocasion de citer plus tard. Nous devons aussi des remerciements à son ancien interne M. Letulle, qui a bien voulu nous communiquer son mémoire sur la péricardite latente présenté au concours de la médaille d'or en 1877.

CHAPITRE I.

QUELQUES CONSIDÉRATIONS ANATOMIQUES ET PHYSIOLOGIQUES RELATIVES AU PÉRICARDE ET AU CŒUR.

Nous n'avons point l'intention d'écrire ici un chapitre complet d'anatomie et de physiologie sur la question qui nous occupe ; nous voulons seulement, comme la dénomination de ce chapitre l'indique, bien faire ressortir certaines particularités anatomiques et physiologiques relatives au péricarde et au cœur, qui trouveront leur application quand nous étudierons les symptômes de la péricardite et qui faciliteront l'interprétation des faits observés.

I. — *Anatomie.* — Le péricarde est la membrane fibro-séreuse qui enveloppe le cœur sans le contenir dans sa cavité. Cette enveloppe avec l'organe central de la circulation occupe la majeure partie du médiastin antérieur.

Forme. — Elle a la forme d'un cône dont la base serait tournée en bas et le sommet en haut (1).

Rapports en avant. — Si pour l'anatomiste les rapports de toute la surface externe de ce cône sont également importants à bien préciser, il n'en est pas de même pour le clinicien. En effet, par la percussion, par l'auscultation,

(1) Cruveilher. Traité d'anatomie descriptive, t. III, 3e édit.

nous ne pouvons explorer que la partie du sac péricardique qui répond à la paroi thoracique antérieure. Les parties latérales de la séreuse sont séparées du doigt et de l'oreille par toute l'épaisseur des poumons; la partie postérieure par le médiastin postérieur et la colonne vertébrale, ce qui rend impossible la recherche en ces points soit d'un frottement, soit d'un épanchement péricardique. En avant au contraire, cette exploration devient facile parce que la surface externe de la séreuse est peu éloignée de la paroi thoracique et est en rapport avec elle. C'est donc ce rapport qu'il est important pour nous dé connaître, et c'est lui que nous allons établir maintenant.

La partie du sac péricardique qui est en rapport avec la paroi thoracique antérieure présente la forme d'un triangle à base tournée en bas et à sommet dirigé en haut (voir la planche).

La base de ce triangle repose sur la voûte diaphragmatique, elle est un peu oblique de haut en bas et de droite à gauche. Sur la ligne médiane elle répond à la base de l'appendice xiphoïde; à ses deux extrémités aux cinquièmes cartilages costaux droit et gauche. L'extrémité droite de cette ligne déborde le sternum de douze millimètres environ; l'extrémité gauche de huit à dix centimètres.

Le bord droit du triangle s'étend depuis l'extrémité droite de la base jusqu'au sommet, lequel répond à la partie moyenne de la première pièce du sternum (1). Ce bord dirigé verticalement n'est pas rectiligne : il présente une convexité tournée en dehors, de telle sorte que situé derrière le sternum à sa partie supérieure, il dépasse cet os de deux centimètres au niveau du quatrième cartilage costal; et de douze millimètres à son extrémité inférieure.

(1) Sappey. Traité d'anat. descriptive, t. II, p. 498, 1873.

Le bord gauche du triangle s'étend depuis le sommet jusqu'à l'extrémité gauche de la base. Il est presque rectiligne et présente une direction très-oblique de haut en bas et de droite à gauche. La plus grande distance qui le sépare du sternum répond à sa partie inférieure et égale huit à dix centimètres.

Les rapports des trois angles du triangle péricardique avec la paroi thoracique nous sont connus, puisqu'ils répondent aux points de jonction des bords entre eux. Des deux angles inférieurs, celui du côté droit est arrondi et à peu près droit; celui du côté gauche est arrondi également, mais plus aigu et situé plus bas que le précédent. Quant à l'angle supérieur, il est très-remarquable par sa situation et sa configuration : on doit lui fixer comme limite le point où le feuillet séreux du péricarde se réfléchit du feuillet fibreux sur les gros vaisseaux de la base du cœur.

Il existe en ce point un cul-de-sac qui constitue le sommet de l'angle supérieur du triangle que nous étudions. Or il est très important de savoir que ce cul-de-sac ne répond pas à la base du cœur; mais qu'il remonte bien plus haut. La cavité péricardique, dit M. Farabeuf (1), remonte très-haut au-devant de l'aorte, jusque très-près de l'origine du tronc brachio-céphalique, c'est-à-dire au-dessus du cartilage de la deuxième côte. On peut donc dire avec M. Sappey que la limite supérieure répond à la partie moyenne de la première pièce du sternum. Cet angle n'est point uniformément arrondi comme les deux autres, parce que la séreuse est obligée de se mouler sur les artères et les veines de la base du cœur. Il est irrégulier (2).

Nous venons de tracer sur la paroi thoracique la place

(1) Farabeuf. Le système séreux. Th. d'agrég., 1876.

(2) Pour étudier la manière dont se comporte le feuillet viscéral du péricarde à ce niveau, consulter les ouvrages cités plus haut.

qu'occupe derrière elle le péricarde, mais cette séreuse n'est point en contact immédiat avec le sternum, les cartilages costaux et les espaces intercostaux. Les bords droit et gauche du triangle sont plus éloignés de la paroi thoracique que le reste de sa surface ; aussi tandis que cette partie moyenne du triangle n'est séparée de la paroi thoracique que par du tissu cellulo-graisseux, les parties latérales et les bords en sont séparés par la plèvre médiastine et souvent par une lamelle de poumon (1).

Rapports avec le cœur. — Nous venons de voir les rapports du péricarde avec la paroi thoracique ; il n'est pas inutile de rappeler ceux du cœur avec son enveloppe.

Le cœur présente également la forme d'un cône, mais sa direction est inverse de celle du cône péricardique. La base regarde en haut en arrière et à droite, le sommet en bas en avant et à gauche.

La base du cœur est donc opposée à celle du péricarde. Au niveau de la face antérieure de l'organe, elle répond à la ligne qui joindrait le bord supérieur des troisièmes cartilages costaux. Le péricarde, nous le savons, remonte beaucoup plus haut le long des gros vaisseaux, d'où il résulte que des bruits anormaux qui se passent dans la cavité du péricarde peuvent être entendus au-dessus de la base du cœur. A l'état sain, le cœur remplit la séreuse qui l'enveloppe ; les bords droit et gauche ont les mêmes rapports que ceux de cette dernière. Le sommet ou pointe ré-

(1) Il faut encore signaler comme étant en rapport avec la face antérolatérale du péricarde les vaisseaux mammaires internes et le muscle triangulaire du sternum. Sur les parties latérales la plèvre médiastine dont il est séparé par le nerf phrénique. En arrière, tous les organes contenus dans le médiastin postérieur.

pond au sommet de l'angle inférieur gauche du triangle péricardique.

Résistance du péricarde.— Le péricarde, quoique mince, offre cependant une grande résistance qu'il doit à son feuillet externe ou fibreux. Toutefois cette résistance est souvent vaincue quand il se forme un épanchement dans la cavité ; et même elle peut l'être rapidement, comme on a occasion de l'observer surtout chez les enfants dans des cas de péricardite.

Connexions. — En bas, l'adhérence est intime entre le péricarde et le centre aponévrotique du diaphragme surtout à sa partie antérieure. En haut, le feuillet fibreux se continue avec l'aponévrose médiane du cou : aponévrose cervico-péricardique de M. Richet (1). De plus, il est attaché aux premières côtes par le ligament costo-péricardique décrit par MM. Lannelongue et Ledentu ; ainsi qu'aux deuxième et troisième vertèbres dorsales par un ligament spécial. De ces connexions résultent : 1° la fixité de la connexité du centre phrénique ; 2° la possibilité de très-faibles oscillations dans le sens vertical.

Nerfs. — Le péricarde reçoit des nerfs du grand sympathique et du pneumo-gastrique.

II. — *Physiologie.*

Du péricarde. — Si l'anatomie nous représente le péricarde comme une enveloppe qui protége le cœur et l'isole

(1) Richet. Traité pratique d'anat. médico-chirurg., 3e édit., p. 572.

des organes voisins, la physiologie nous montre toute son utilité pendant la période d'activité du muscle cardiaque.

C'est cette séreuse qui facilite les mouvements incessants de va et vient qu'accomplit l'organe central de la circulation ; chaque mouvement rhythmique du cœur détermine un glissement du feuillet viscéral sur le feuillet pariétal.

Propriétés. — La séreuse péricardique jouit des mêmes propriétés que les autres séreuses : elle absorbe les gaz, les liquides, qu'ils soient purs ou qu'ils contiennent des corps dissous ou des éléments figurés (1).

Son pouvoir sécréteur est extrêmement faible ; cependant il est plus grand que celui des autres séreuses, si l'on considère qu'on trouve toujours et seulement dans le péricarde une petite quantité de liquide. Cette sérosité lubréfie les deux surfaces de glissement, et si elle est plus abondante que dans les autres séreuses, c'est parce que les mouvements y sont plus fréquents.

La relation qui existe entre le nombre des mouvements et la production du liquide est facile à saisir : à l'état normal, l'exosmose joue bien un rôle dans cette production de liquide, mais c'est surtout la chute et la fonte des éléments épithéliaux qui lui donnent naissance. Or, plus les mouvements entre les deux surfaces épithéliales sont rapides. et répétés, plus les cellules tombent, se détruisent rapidement et plus il y a de liquide qui vient lubréfier la séreuse

La sérosité que renferme le péricarde est citrine, visqueuse, salée et alcaline, elle contient plus de fibrine que toutes les autres sérosités normales. Peut-être doit-on rechercher dans cette tendance de la séreuse à produire de la fibrine la cause de la plus grande fréquence de la péri-

(1) Farabeuf. Loc. cit.

cardite sèche que de la péricardite avec épanchement (1). Cette plus grande fréquence est incontestable, et à ce sujet M. Dieulafoy s'exprime ainsi : « Les séreuses, bien qu'ayant une structure anatomique assez analogue, présentent des différences absolues dans leur processus morbide. ... Dans la pleurésie franchement aiguë, l'épanchement est la règle, tandis que dans la péricardite il est l'exception. » Et plus loin : « Le péricarde ne jouit pas des mêmes aptitudes pathologiques que les séreuses articulaires et pleurales ; aussi, tandis qu'en présence d'un malade atteint de pleurésie franchement aiguë, on peut pronostiquer à l'avance la formation d'un épanchement; en face d'une péricardite on a les plus grandes chances pour que l'épanchement ne se forme pas (2). » Parfois cependant l'inflammation détermine la production d'un épanchement. Dans ce cas, le liquide s'accumule dans la partie la plus déclive de la cavité séreuse. C'est un fait qu'on peut vérifier facilement sur le cadavre et que la clinique vient prouver également, ainsi que nous le verrons plus tard.

Des mouvements qu'accomplit le cœur dans le péricarde. — Le cœur accomplit deux sortes de mouvements dans le péricarde : les uns reconnaissent une cause physiologique, les autres sont accidentels ou pathologiques. Les premiers comprennent les déplacements du cœur pendant les mouvements respiratoires et ceux qui résultent du fait de sa contraction. Les seconds surviennent sous l'influence des changements d'attitude du corps ou dans le cas d'épanchement dans les organes voisins.

(1) L'expression de péricardite sèche ne doit s'entendre qu'au point de vue clinique car au point de vue anatomo-pathologique, il n'y a pas, comme le fait avec raison remarquer Lebert, de péricardite sèche à proprement parler puisque l'inflammation s'accompagne toujours d'une exsudation.

(2) Dieulafoy. Gaz. hebd. Paris, 25 octobre 1878.

Mouvements de causes physiologiques :

A. — Des auteurs admettent que la pointe du cœur s'abaisse pendant l'inspiration et s'élève pendant l'expiration. Ce mouvement dans le sens vertical peut se produire, mais à coup sûr il a des limites très-restreintes. On peut s'en rendre compte aisément si l'on considère les connexions intimes du péricarde avec le centre aponévrotique du diaphragme et l'immobilité presque absolue qui doit en résulter pour ce dernier organe.

M. Richet fait remarquer que l'abaissement du centre phrénique peut être apprécié par celui qu'éprouve le larynx pendant l'inspiration (1). D'ailleurs, ajoute-t-il, il est impossible de comprendre l'action régulière du diaphragme sans cette fixité de sa partie centrale.

Nous avons cherché chez plusieurs individus à constater ce mouvement d'élévation et d'abaissement de la pointe du cœur pendant les mouvements respiratoires; nous n'y avons pas réussi. Nous devons même ajouter que chez les sujets que nous avons examinés à ce point de vue et dont les organes thoraciques étaient sains, les battements systoliques de la pointe devenaient insensibles à la palpation pendant les fortes inspirations, ce qui s'explique par l'interposition d'une lamelle du poumon gauche entre le cœur et la paroi thoracique.

B. — A chaque instant le cœur chasse dans les artères le sang qu'il vient de recevoir par les veines. De ce fonctionnement régulier résultent des mouvements alternatifs

(1) On sait que le ligament cervico-péricardique s'insère en haut sur la ligne médiane, au bord inférieur du cartilage thyroïde ; grâce à cette insertion, le centre aponévrotique du diaphragme imprime au larynx un mouvement semblable à celui qu'il exécute.

de contraction et de relâchement de ses parois. Supposons le cœur à l'état de repos ou de diastole, quand il entre en contraction, il se produit un changement de forme dans le muscle cardiaque, un choc précordial et un bruit systolique. Nous ne parlerons point du bruit systolique, ce qui nous entraînerait trop loin sans aucune utilité pour notre sujet ; nous parlerons seulement des deux autres phénomènes qu'on observe.

Pendant la contraction du cœur, l'organe change de forme : la figure des ventricules, qui sur une coupe perpendiculaire à leur axe, est représentée par une ellipse pendant la diastole, prend la forme circulaire pendant la systole ; l'organe, d'aplati qu'il était, devient tout à coup globuleux (1). Pour accomplir ce mouvement les parois du cœur subissent un mouvement de locomotion par lequel la pointe se rappoche de la base, d'où un raccourcissement total du muscle (2).

Des expériences de Chauveau et Faivre il résulte que le périmètre du cœur, mesuré à la base des ventricules, reste le même pendant la systole et pendant la diastole ; près de la pointe, au contraire, il y a un resserrement réel pendant la systole (3).

En résumé, locomotion du cœur, durcissement et raccourcissement, avec resserrement nul à la base des ventricules et réel à la pointe, voilà ce qui se passe pendant la contraction :

Sans empiéter sur le terrain de la pathologie, ne prévoit-on pas que s'il apparaît un frottement dans la séreuse péricardique, les conditions ci-dessus seront excellentes pour

(1) Longet. Traité de physiol., t. II, 3e édit., p. 132.

(2) Haller. Elém physiol., t. I. Lausanne, 1757, p. 389. — Harvey. Exercit. de motu cordis, p. 23.

(3) Chauveau et Faivre. Gaz. méd. Paris, 1856.

qu'on l'entende tout d'abord à la base du cœur plutôt qu'ailleurs. Nous verrons plus loin ce que montre la clinique.

Si la pointe du cœur se rapproche de la base pendant la systole ; elle devrait donc s'élever à chaque contraction. Cependant on n'observe rien de semblable, la pointe bat toujours à la même place quand l'individu reste dans la même situation. Cette position constante de la pointe tient à ce que le cœur tout entier descend par un mouvement de recul au moment où il chasse le sang dans les artères.

L'explication de ce phénomène repose sur ce principe de physique, à savoir que quand un liquide s'échappe suivant une certaine direction et avec une certaine force hors d'un vase qui le renferme, le vase tend avec une force égale à se porter en sens inverse. Cette théorie du recul a été émise par O'Brian puis acceptée par Longet, Chauveau et Faivre.

Du choc précordial. — Contrairement à la théorie de Beau (1), on admet généralement aujourd'hui que le choc précordial coïncide avec la systole ventriculaire du cœur. Mais si on s'entend sur ce point, on discute encore sur un autre, à savoir quelle est la cause de ce choc.

Les uns l'expliquent par le mouvement de recul qu'éprouve le cœur pendant la systole (2). D'autres par le redressement de la courbure de l'aorte qui porterait le cœur contre la paroi thoracique à chaque contraction (3), d'autres enfin par une torsion des fibres musculaires qui porterait brusquement la pointe en avant (4). Toutes ces

(1) Beau. Arch. gén. de méd., 2e série, t. IX, p. 394, 1835.
(2) Hiffelsheim. — Comptes-rendus de l'Acad. des sciences. Paris, 1855 et 1856.
(3) Sénac. Traité de la structure du cœur, 1777, t. I, p. 356.
(4) Bérard. Cours de physiol. Paris, 1851, t. III, p. 629.

causes, comme le dit Longet, sont bien faibles quand on les compare à l'intensité de l'effet qu'on leur attribue ; aussi doit-on les considérer comme tout à fait secondaires. La théorie suivante de Chauveau et Faivre paraît plus satisfaisante : « La cause du choc réside dans le changement de forme et de consistance des ventricules, quand ceux-ci passent de la systole à la diastole, et de l'instantanéité de cette transformation. »

Mouvements accidentels. — Dans les changements d'attitude du corps, le cœur éprouve des déplacements qu'on peut apprécier facilement par l'exploration de la région précordiale. C'est en se rendant compte du point précis où bat la pointe qu'on peut juger du déplacement de l'organe. Nous avons examiné à ce point de vue cinq sujets bien portants, et voici ce que nous avons observé : après avoir marqué où battait la pointe du cœur dans la situation verticale, nous les avons fait coucher sur le flanc droit et, dans aucun cas, nous n'avons vu se produire de déviation notable de la pointe de ce côté. Au contraire, en les faisant placer sur le côté gauche, la déviation de la pointe dans ce sens a toujours été très-manifeste. Quatre fois elle a été de trois centimètres et une fois de trois centimètres et demi. Dans la position horizontale et verticale, le battement de la pointe se produisait au même endroit.

En terminant ce chapitre, nous signalerons les mouvements ou, pour parler plus justement, les déplacements que subit le cœur sous l'influence des collections liquides qui se font dans la poitrine. On connaît la déviation du cœur à droite dans le cas de pleurésie abondante du côté gauche.

CHAPITRE II

SYMPTÔMES DE LA PÉRICARDITE

La péricardite est primitive ou secondaire, aiguë ou chronique, générale ou partielle. Tous les auteurs s'accordent à reconnaître la rareté relative de l'inflammation du péricarde en tant qu'affection idiopathique. Bamberger compte cinq péricardites primitives contre trente-trois secondaires. Leudet sept contre trente-six.

Au début, l'intensité des phénomènes morbides est très variable : tantôt la maladie se manifeste bruyamment, avec éclat, comme l'a décrite Corvisart ; tantôt au contraire, son invasion ne détermine pour ainsi dire aucun trouble apparent dans les fonctions de l'organisme ; alors elle est dite latente parce que sa symptomatologie propre se trouve atténuée ou cachée par une autre qu'a créé chez le malade un état pathologique primordial. Entre ces deux modes de manifestation si opposés, doivent se ranger les cas d'intensité moyenne qui attirent suffisamment l'attention du clinicien pour lui permettre de faire un diagnostic exact.

Étant ainsi prévenus de la modalité variable que peut présenter la péricardite à son début, énumérons sommairement les symptômes qu'elle peut offrir dans le cours de son évolution.

On peut considérer à cette maladie trois périodes : une première qu'on peut appeler période de la péricardite sèche, une deuxième ou période de l'épanchement, et une troisième terminale.

Première période. — Le frisson initial peut exister, mais il n'y a rien de constant dans son apparition (1) ; il manque ordinairement dans la péricardite secondaire ; il en est ainsi de l'élévation de la température ; on doit même noter que, dans certains cas, l'invasion de la phlegmasie s'accompagne d'un abaissement de la température centrale (2).

La douleur est fréquente, son intensité varie beaucoup suivant les cas : parfois c'est une simple gêne douloureuse, d'autrefois c'est une douleur vive atroce et déchirante que ressent le malade au niveau de la région précordiale. Très rarement cette douleur se porte à droite du thorax (3). Il peut y avoir des irradiations douloureuses dans l'épaule, le bras gauche, vers l'épigastre et jusque dans l'hypochondre gauche. Cette douleur revient par accès ; elle peut être provoquée uniquement par la pression qu'on exerce en faisant l'exploration du thorax.

Les malades se plaignent assez souvent de palpitations, d'oppression ou même de dyspnée. Quelques-uns ont le sommeil troublé par des rêves pénibles, d'autres ont une toux sèche ; plus rarement de la dysphagie ou des vomissements.

Du côté de l'appareil digestif, il n'y a rien de particulier à signaler, à part l'anorexie qui est habituelle. Dans quelques cas, on trouve de la diarrhée ; dans d'autres de la constipation, le plus souvent rien du tout.

(1) Béhier et Hardy. Loc. cit.

(2) Charcot. Leçons clin. sur les maladies des vieillards. Paris, 1874.

(3) Constantin Paul. Leçons cliniques, inédites, sur la péricardite faites à l'hôpital Saint-Antoine, 1878.

Béhier et Hardy mentionnent la rougeur de la pommette gauche comme un signe sans valeur réelle.

Louis, Hache, Bidois (8) ont observé des épistaxis abondantes. Parfois il y a du hoquet. Enfin Stokes a décrit dans quelques cas de péricardites un battement exagéré des artères du cou.

A l'examen du thorax nous pouvons remarquer une légère voussure de la région précordiale. Ce signe est loin d'être constant dans les premiers jours de la maladie, avant qu'il se soit produit un épanchement notable dans le péricarde, cependant il faut savoir qu'il a été remarqué (2). Dans un certain nombre d'observations, on a signalé un frémissement vibratoire perçu à la palpation. Ce phénomène, qui reconnaît la même cause que le frottement péricardique, s'observe bien moins souvent que lui. Quant à l'impulsion du cœur elle est ordinairement accrue. Dans l'état normal, la matité précordiale varie entre 41 et 54 millimètres carrés ; elle reste normale ou n'augmente que très peu dans la péricardite sèche. L'auscultation nous fait entendre les bruits du cœur fréquents, forts, éclatants, parfois même ayant un timbre métallique. Plus rarement ils sont faibles et mal frappés à cette période de la maladie. Leur rhythme est tantôt régulier tantôt irrégulier. Mais un signe d'une importance capitale, parce qu'il est à la fois très-fréquent et pathognomonique, c'est le bruit de frottement péricardique qui peut être systolique ou à la fois systolique et diastolique. Enfin on a signalé dans la péricardite un bruit de souffle dont la cause est variable.

Le pouls présente les mêmes caractères que les bruits

(1) Bidois. Arch. med., 1823, t. III.

(2) Voir Bucquoy. Leçons clin. sur les maladies du cœur, faites à l'Hôtel-Dieu. Paris, 1873.

du cœur : les pulsations sont souvent accélérées, fortes ou faibles, régulières ou irrégulières.

Ordinairement la respiration est accélérée.

Dans le sang la quantité de fibrine est accrue.

La diminution des forces est en rapport avec l'état du sujet au moment de l'invasion de la maladie. D'après Hache l'affaiblissement est peu considérable quand la péricardite est simple (1).

Tels sont les symptômes que l'on peut rencontrer à la première période. Jusque là le processus morbide inflammatoire n'a pas dépassé la période d'exsudation fibrineuse ; il peut s'arrêter là, c'est même ce qui arrive fort souvent et la maladie commence alors à entrer dans une phase régressive pendant laquelle les symptômes disparaissent peu à peu pour aboutir à la restitution complète ou incomplète des fonctions organiques. Dans d'autres cas, l'inflammation du péricarde ne s'éteint pas à ce moment, elle augmente au contraire au point de produire un épanchement, et la maladie entre alors dans la deuxième période.

Deuxième période. — Celle-ci est remarquable par les modifications qui surviennent du côté des symptômes fonctionnels et surtout par les signes physiques nouveaux qui apparaissent.

Le passage de la première à la deuxième période est plus ou moins lent, parfois très-rapide, et les troubles fonctionnels d'autant plus accusés que la collection liquide aura mis moins de temps à distendre le sac péricardique.

La dyspnée devient plus marquée et peut aller jusqu'à l'orthopnée. Quelques auteurs, et en particulier Sénac, signalent une toux sèche comme étant un signe de la péri-

(1) Hache. Mém. sur la péricardite. Arch. de méd.. 1835, t. IX.

cardite avec épanchement (2). Il survient des palpitations, des tremblements, des défaillances et même des syncopes. Le pouls perd de son ampleur, il est petit, irrégulier; inégal, intermittent. Tous ces symptômes, il faut bien le savoir, ne succèdent pas subitement à ceux de la première période et sont loin d'être toujours aussi accentués.

Quand l'épanchement est très abondant, il se produit une congestion passive dans les divers organes, de là des troubles cérébraux, de la cyanose, de l'œdème des membres inférieurs.

Si les symptômes précédents nous mettent sur la voie du diagnostic, les signes physiques le confirment.

En effet, quand du liquide en assez grande quantité s'est épanché dans le péricarde, la voussure précordiale devient apparente, la matité augmente d'étendue, le choc de la pointe du cœur disparaît, les battements sont affaiblis ou s'effacent graduellement de bas en haut à mesure que l'épanchement augmente; il en est de même du frottement qui cesse d'être perçu à l'auscultation. C'est dans ces circonstances que l'on peut constater une diminution notable du murmure respiratoire au niveau de la région précordiale.

Les caractères du pouls nous révèlent l'irrégularité des battements du cœur quand ceux-ci ne peuvent plus être entendus.

La faiblesse générale est très grande.

Troisième période. — A ce moment, trois choses peuvent arriver : ou le malade meurt ou il guérit, ou bien la maladie passe à l'état chronique.

(1) Sénac. Traité de la structure du cœur, t. II, 1777.

La péricardite peut parcourir très-rapidement ses périodes et se terminer par la mort. Andral en cite un exemple (1), Béhier et Hardy ont vu succomber un malade en 26 heures (2). Ces cas sont rares, le plus souvent la mort survient plus tardivement, et elle est produite soit par une syncope, soit par l'asphyxie ou par des complications.

Quand la terminaison doit être heureuse, la maladie commence à décroître vers le treizième jour dans les cas simples et de moyenne intensité ; un peu plus tard quand il y a des complications. On voit alors les signes de l'épanchement disparaître peu à peu, le pouls devenir plus fort et plus régulier. Le frottement se fait entendre de nouveau d'abord à la base du cœur, ensuite plus bas ; en un mot les phénomènes de la deuxième période sont remplacés pendant un moment par ceux de la première avant la guérison qui n'est complète qu'après la disparition de ces derniers.

Parfois il reste quelques adhérences partielles entre le deux feuillets de la séreuse qui n'empêchent pas néanmoins de considérer la guérison comme complète.

La péricardite peut passer à l'état chronique quand elle est à la première ou à la deuxième période, c'est-à-dire quand elle est sèche ou avec épanchement. Dans le premier cas, il s'établit des adhérences entre les deux feuillets du péricarde et on a alors une symphyse cardiaque.

Dans le deuxième cas, les signes de l'épanchement persistent, l'état général du malade devient mauvais, les forces diminuent, la dyspnée augmente, le pouls devient filiforme, les membres inférieurs s'infiltrent, les extrémités devien-

(1) Andral. Clin. méd., t. III, p. 4. Paris, 1834.
(2) Béhier et Hardy. Loc. cit.

nent froides, la face se grippe et la mort survient au bout de quelques semaines ou de plusieurs mois.

Il peut arriver que cette terminaison fatale soit hâtée par une complication ou par une nouvelle poussée inflammatoire avec augmentation de l'épanchement.

CHAPITRE III.

INSPECTION

De la voussure précordiale.

On désigne sous le nom de voussure précordiale une saillie anormale que forme la paroi thoracique dans la région qui répond au cœur et au péricarde. Ce symptôme a été indiqué par Corvisart, puis étudié par Louis, ensuite par Sibson.

La voussure est plus ou moins accentuée ; quand elle est peu marquée, presque toujours pour la reconnaître il faut avoir soin de comparer avec le région précordiale la région du thorax qui lui correspond du côté droit. Ce terme de comparaison est même indispensable pour juger du degré de proéminence de la paroi thoracique sans avoir recours à la mensuration.

Dans la péricardite, la voussure précordiale n'a pas de limites bien arrêtées ; elle s'étale sur une large surface et se confond insensiblement à sa périphérie avec les régions voisines. Son siége, son étendue, varient suivant les cas ainsi que nous le dirons. Elle se rencontre plus souvent chez les individus jeunes et chez les femmes que chez les autres.

On constate assez souvent ce phénomène dans la péricardite ; on peut même dire qu'il est fréquent dans la péricardite avec épanchement. Dans un relevé que nous avons fait, comprenant vingt-quatre cas de cette maladie où il y avait une collection liquide dans le péricarde, la voussure a été signalée dix fois. Au contraire dans cinquante et une observations de péricardites sèches, elle n'a été notée que le même nombre de fois et encore dans six d'entre eux elle coïncidait avec une hypertrophie du cœur.

Étudions ce que présente de particulier ce phénomène dans la péricardite sèche et dans la péricardite avec épanchement.

Voussure précordiale dans la péricardite sèche. — Si la voussure est rare dans cette forme de la maladie, il n'est pas moins vrai que son existence ne saurait être mise en doute ; elle a été constatée dans plusieurs observations prises avec soin. Mais dans les faits que nous avons sous les yeux, il y a lieu de faire une distinction : en effet dans le plus grand nombre d'entre eux (six sur dix) la péricardite s'accompagne d'une hypertrophie du cœur, et nous savons que cet état morbide a pour résultat de produire une voussure de la région précordiale très-manifeste ; or on peut se demander si le signe physique que l'on constate n'est pas plutôt sous la dépendance de l'hypertrophie cardiaque que le fait de la péricardite. Nul doute qu'il doive en être ainsi le plus souvent, et l'inflammation du péricarde ne saurait alors être considérée que comme une cause favorisant le développement de ce phénomène pathologique. Dans les autres cas le cœur a son volume normal et la voussure est un des premiers signes de la maladie (Obs. II, IV).

La matité de la région précordiale est peu ou point augmentée quand le cœur n'a pas subi lui-même une augmentat on de volume, ce qui exclut l'idée d'un épanchement péricardique, hypothèse qu'on ne saurait d'ailleurs admettre vu l'intensité des bruits du cœur et celle du frottement concomitant.

D'aprés M. Bouillaud la voussure précordiale tiendrait à une augmentation de volume, à une fluxion du cœur.

Pour Gendrin elle résulterait d'une paralysie de l'extrémité antérieure du diaphragme et des muscles intercostaux. Nous ne pensons pas qu'une de ces deux explications doive être acceptée à l'exclusion de l'autre, car ces deux causes nous paraissent concourir également à la production de la saillie précordiale.

La voussure dans la péricardite sèche est peu accentuée et elle disparaît en même temps que les autres signes de la maladie.

Voussure précordiale dans la péricardite avec épanchement — (Obs. VIII, XVIII, XXI et XXII). — La voussure s'observe plus souvent avons nous dit dans la péricardite avec épanchement que dans la péricardite sèche ; pourquoi cela ? c'est parce qu'aux causes citées plus haut qui lui donnent naissance, vient s'en ajouter une autre très-efficace pour la produire, nous voulons parler de l'épanchement péricardique.

A mesure que le liquide s'accumule dans l'enveloppe séreuse du cœur, il refoule les organes voisins, les poumons de chaqus côté, la paroi thoracique en avant. Plus cette paroi est mince et élastique, plus la voussure est considérable, c'est pourquoi elle est plus marquée chez la femme et chez l'enfant que chez l'homme âgé.

Quand le péricarde se laisse distendre régulièrement, la voussure augmente en raison directe de l'épanchement, et ce symptôme qui chez l'adulte n'est considéré que comme secondaire dans le diagnostic de la maladie : a, dit

Mr Blache (1), une importance capitale chez l'enfant, parce qu'il acquiert plus rapidement que chez l'adulte des dimensions en rapport avec le liquide épanché.

La voussure précordiale peut se développer très-rapidement ; Behier et Hardy l'ont vue survenir en deux jours. Elle acquiert parfois une étendue bien plus grande que dans la péricardite sèche, car elle peut remonter jusqu'à deux pouces au-dessous de la clavicule. Voici d'après Sibson (1) l'ordre d'apparition de ce symptôme : d'abord au niveau de la moitié ou des deux tiers inférieurs du sternum; elle s'étend de là aux cartilages sterno-costaux gauches à partir du deuxième, et s'accompagne d'une distension des espaces intercostaux. Ensuite elle occupe les cartilages costaux droits qui répondent à l'extrémité inférieure du sternum ; après elle s'étend aux côtés gauches dans le voisinage et en dehors du mamelon de la cinquième jusqu'à la sixième, septième et même huitième ; enfin au cartilage xiphoïde, à l'épigastre et aux cartilages costaux des septièmes et huitièmes côtes.

Il est rare que chez le malade on puisse observer ainsi le signe qui nous occupe dans toutes les phases de son développement ; le plus ordinairement quand l'épanchement est considérable, on constate seulement une proéminence de la région précordiale qui occupe les deuxième, troisième quatrième cartilages costaux gauches ainsi que les espaces intercostaux correspondants. La matité précordiale en rapport elle-même avec l'épanchement, ainsi que l'affaiblissement ou la disparition des bruits du cœur accompagnent ce symptôme.

Quoique fréquente dans la péricardite avec épanchement, la voussure précordiale n'est pourtant pas un signe

(1) Blache. Maladies du cœur chez les enfants. Th., 1869.

(2) Sibson. Journ. of. méd. oct. 1849.

constant. Nous avons recherché les causes qui s'opposent à sa manifestation et nous pouvons signaler les suivantes : La rigidité trop grande des arcs costaux, la déformation du thorax, les adhérences de la face antérieure du cœur avec le feuillet pariétal du péricarde, les adhérences des poumons en avant de l'enveloppe séreuse du cœur, l'emphysème pulmonaire (Obs. XXIV, XXV.) La manière dont agissent toutes ces causes pour empêcher la voussure de se produire est facile à saisir ; nous n'y insistons pas.

Diagnostic. — La voussure précordiale se reconnaît sans difficulté ; mais elle n'acquiert une valeur diagnostique importante que lorsque les autres signes de l'épanchement péricardique viennent s'y ajouter : (matité, affaiblissement ou disparition des bruits du cœur).

On ne peut guère confondre ce symptôme avec une autre saillie anormale de la paroi thoracique. Il suffira de rappeler qu'on trouve une proéminence de cette paroi dans le cas de déformation résultant d'une lésion osseuse, d'œdème du tissu cellulaire, d'emphysème pulmonaire, pour rendre toute confusion impossible avec la voussure due à la péricardite.

Une tumeur du médiastin et en particulier une dilatation anévrysmale de l'aorte pourrait en imposer un instant ; mais si on considère que la saillie qu'elle forme est plus petite, moins étendue en surface, plus nettement limitée, qu'elle siége sous le sternum ou à droite de cet os, si en outre, on a égard aux symptômes concomitants, toute erreur devient impossible. La voussure produite par l'hypertrophie du cœur ressemble davantage à celle de la péricardite ; mais on reconnaîtra bien vite qu'on a affaire à une hypertrophie du cœur à l'impulsion énergique de la pointe pendant le systole, à l'étendue du choc précordial, à l'abaissement et à la déviation du sommet du cœur etc., autant de signes qui manquent dans la péricardite avec épanchement.

Pronostic. — Quand la voussure est étendue à la région précordiale, elle indique un épanchement abondant, ce qui imprime un caractère de gravité tout exceptionnel à la maladie. Dans la péricardite sèche, on peut dire que la voussure n'a aucune valeur au point de vue du pronostic.

CONCLUSIONS.

1° La voussure précordiale est fréquente dans la péricardite avec épanchement. On la rencontre aussi dans la péricardite sèche, mais plus rarement.

2° Dans la péricardite sèche la voussure n'est point en rapport avec la matité précordiale.

3° Dans la péricardite sèche la voussure résulte d'une augmentation du volume du cœur ainsi que d'une paralysie de l'extrémité antérieure du diaphragme et des muscles intercostaux.

4° Dans la péricardite sèche la voussure est toujours peu accentuée.

5° Dans la péricardite avec épanchement, la voussure précordiale est fréquente parce qu'aux causes citées plus haut vient s'en joindre une autre très-importante : la distension du péricarde par une collection liquide.

6° Dans quelques cas, bien que le péricarde soit distendu par du liquide, la voussure ne peut pas se produire à la région précordiale.

7° La voussure est en raison directe de l'épanchement, et elle est d'autant plus accentuée que la paroi thoracique offre moins de résistance ; c'est pourquoi ce symptôme a plus d'importance chez l'enfant que chez l'adulte.

8° Le diagnostic différentiel de la voussure précordiale, due à la péricardite avec une autre saillie anormale de la même région est facile à faire.

9° Quand la voussure est très-étendue, elle présente un grand caractère de gravité, parce qu'ell indique un épanchement abondant dans le péricarde.

CHAPITRE IV

PALPATION

I.— *Des battements et du choc de la pointe du cœur.*

De la lecture de nos observations nous croyons pouvoir tirer la règle suivante : lorsque l'inflammation du péricarde est dégagée de toute complication, les battements du cœur sont normaux ou plus souvent encore exagérés dans la péricardite sèche et lorsqu'il n'y a qu'un faible épanchement. Lorsque l'épanchement dépasse 300 ou 350 grammes les battements du cœur sont constamment affaiblis. Quand la collection liquide s'élève de 500 à 600 grammes, le choc de la pointe du cœur est impossible à sentir à la palpation et pour que les battements du cœur soient tout à fait insensibles à la main, il faut que le liquide soit encore plus abondant.

Si les battements du cœur sont insensibles lorsque le malade est couché, ceux-ci deviendront presque toujours perceptibles à la palpation quand on le fera asseoir, parce que le cœur se rapproche de la paroi thoracique dans cette dernière position. Toutefois ce phénomène ne se produirait pas si une bride fibreuse faisait adhérer la face postérieure du cœur au feuillet fibreux du péricarde.

Indépendamment de ces modifications dans l'intensité des battements, la palpation nous permet quelquefois de constater des particularités intéressantes à étudier dans le cours de la péricardite. C'est ainsi que Sibson, Walshe ont constaté que le point maximum d'impulsion des battements s'élevait quand l'épanchement augmentait. Ce dernier auteur a vu l'impulsion être sensible dans le quatrième espace intercostal et Sibson dans le troisième et même dans le deuxième espace alors qu'il y avait une matité considérable dans l'endroit où bat normalement la pointe. Il est intéressant de rapprocher de ces observations cliniques les expériences de Sibson sur les effets produits par un épanchement péricardique; il a vu, quand du liquide s'accumulait dans le péricarde, le cœur diminuer de volume, le liquide qu'il contenait refluer dans les vaisseaux situés à sa base, et tout l'organe être refoulé en haut vers son point d'attache aux vaisseaux et aux pédicules pulmonaires (1). D'après cela nous n'avons pas lieu de nous étonner des accidents si redoutables auxquels sont exposés les malades atteints d'une péricardite avec épanchement abondant. Quand la collection liquide se résorbe, la pointe du cœur s'abaisse et le choc systolique se fait sentir plus bas, ce qui est un bon signe de la diminution de l'épanchement.

Hache (2) rapporte que dans un cas de péricardite avec épanchement l'impulsion du cœur était double ; on distinguait le choc de la pointe et celui de la base sous le cartilage de la troisième côte gauche. Zhetmayer, dans la péricardite avec épanchement modéré, croit avoir senti en appliquant la main à plat sur la région précordiale, comme si le cœur frappait en même temps plusieurs points, de sorte qu'il était impossible de préciser le lieu du choc. Nous n'avons point rencontré de faits semblables et nous ne pouvons que les signaler.

(1) Sibson. On pericarditis (London Journ. of med., oct. 1849, vol. I).
(2) Hache. Loc. cit.

Sénac, après avoir passé en revue tous les symptômes fonctionnels et généraux de la péricardite avec épanchement, dit qu'ils sont tous inconstants et qu'il n'y a qu'un signe physique moins équivoque s'il était bien constaté ; c'est une ondulation du liquide épanché qui se produit entre la troisième, la quatrième et la cinquième côte (1). Cette assertion n'a été depuis confirmée par personne.

M. Raynaud (2) signale une déviation de la pointe du cœur en dehors qui se produirait quelquefois dans la péricardite. Il explique ce changement de position par un mouvement de bascule qu'éprouve le cœur sous l'influence de la pression du liquide.

M^r le professeur Jaccoud dit qu'on peut sentir parfois à la palpation, lorsque la surface de la séreuse péricardique est poisseuse, une lenteur insolite dans le retrait de la pointe après le choc systolique.

Les signes physiques que nous venons de décrire en dernier lieu sont assez rarement observés. Si on les trouve on doit les noter avec soin, mais il ne faut point compter sur eux pour poser un diagnostic. Au contraire, les modifications qui surviennent dans l'intensité des battements du cœur sont un signe précieux pour nous, à condition de donner une interprétation exacte au phénomène pathologique.

Pour cela, il faut bien savoir qu'il y a des causes autres qu'un épanchement péricardique qui peuvent modifier les battements du cœur. Toutes les maladies capables d'affaiblir la contractilité du myocarde sont dans ce cas ; et en première ligne nous devons ranger les lésions organiques du cœur losqu'elles arrivent à la période asystolique :

(1) Sénac. Loc. cit.
(2) Dict. de méd. et de chir. prat., t. XXVI, p. 616.

(Insuffisances et rétrécissements des orifices,); ensuite la myocardite, la dégénérescence graisseuse aiguë du cœur, la paralysie du muscle sans lésion de sa substance (Jaccoud). La myocardite est une complication qui n'est pas rare dans le cours de la péricardite; elle en aggrave beaucoup le pronostic et on la reconnaît à ce que les battements diminuent de force sans s'accompagner en même temps des autres signes qui caractérisent l'épanchement, et surtout lorsqu'à cet affaiblissement vient se joindre l'irrégularité et l'intermittence des battements. Ensuite nous avons les états généraux graves et les mauvaises conditions où se trouvent les individus atteints de péricardite (fièvres, maladies organiques chroniques, cachexies); voilà autant de conditions qui amènent rapidement une impuissance du cœur et par conséquent un affaiblissement de sa contractilité et de ses battements. Enfin l'hydropéricarde qui coïncide avec l'hydropisie des autres organes, l'emphysème pulmonaire très-étendu, dans lequel le poumon s'interpose entre l'enveloppe du cœur et la paroi thoracique empêchent aussi de percevoir les battements à la palpation.

Il y a des causes qui agissent en sens contraire, elles augmentent l'impulsion cardiaque, l'endocardite aïgue, l'hypertrophie du cœur.

Des considérations qui précèdent, nous sommes obligés de conclure que le symptôme que nous étudions pris isolément n'a qu'une valeur très-médiocre puisqu'on le rencontre dans beaucoup d'autres maladies que la péricardite; mais il acquiert une grande importance lorsqu'il vient s'ajouter aux autres signes de l'inflammation du péricarde; importance d'autant plus grande qu'il révèle, ainsi que nous l'avons vu dans certains cas, une complication grave de la maladie, et que dans la péricardite avec épanchement et sans complication il permet jusqu'à un certain point d'apprécier la quantité du liquide accumulé dans le péricarde.

De la symphyse cardiaque. —Jusque là nous avons omis avec intention de parler d'une affection consécutive à la péricardite : la symphyse cardiaque. Parmi les signes physiques qui permettent de la reconnaître, ceux fournis par l'inspection et la palpation sont de beaucoup les plus importants ; nous avons jugé à propos de consacrer un paragraphe à leur étude que nous ne saurions mieux placer qu'ici,

Énumérons les signes physiques que les auteurs ont donnés comme appartenant à la symphyse cardiaque. L'ondulation épigastrique signalée par Sanders, Heim, et Bellingham est considérée par Barth et Roger comme un signe pathognomonique.

Une dépression dans l'espace intercostal correspondant à la pointe (Skoda).

La petitesse du pouls (Meckel).

La rétraction et l'enfoncement en forme de fosse de la paroi thoracique pendant la systole (Testa, Sanders).

Les palpitations très-violentes étaient indiquées comme un signe de la maladie par Lancisi, Vieussens, Meckel, Testa.

Une sensation de tiraillement dans la région du cœur sensible à la main appliquée sur la région précordiale (Testa).

Le choc violent de la paroi précordiale (Bellingham).

Le double choc saccadé du cœur (Hope).

Une matité exagérée qui se maintient quelle que soit la position du malade est pour Robert Law le seul signe d'adhérances du péricarde.

La diminution ou la cessation du deuxième bruit du cœur (Aran).

Le dédoublement des bruits du cœur se trouve signalé dans des faits rapportés par Skoda, Friedreich, Potain, (Obs. XXX).

La situation plus élevée de la pointe du cœur en désaccord avec l'augmentation de volume de l'organe (Hope).

L'existence des signes d'une péricardite antérieure avec le signe précédent (Hope).

Voici d'après quelques auteurs la réunion de plusieurs symptômes qui permet d'arriver au diagnostic : la cessation du bruit de frottement et avec cela l'absence de l'accroissement de la matité et les bondissements du cœur tantôt simples, tantôt doubles, voilà pour Hope de bons signes de la formation récente d'adhérences.

Sanders et Heim signalent un mouvement continuel avec une ondulation se manifestant au-dessous de la région précordiale.

Friedreich donne les signes suivants comme pathognomiques : Un retrait systologique s'étendant à une grande partie de la paroi thoracique suivi d'un rebondissement diastolique de cette même paroi.

Von Dusch considère comme caractéristiques de la symphyse cardiaque l'ensemble des symptômes suivants : 1° La situation du cœur restant invariable. 2° La disparition du premier bruit. 3° La dépression du thorax pendant la systole. 4° Le soulèvement brusque des veines du cou plus ou moins turgescentes, auquel succède un collapsus veineux rapide pendant la diastole du cœur.

M. Constantin Paul disait dans une de ses cliniques : Lorsqu'en présence d'une hypertrophie cardiaque vous trouverez avec un choc violent du cœur une impulsion très-faible de la pointe, vous serez en droit de soupçonner une symphyse cardiaque,

L'énumération rapide de tous ces symptômes prouve ce que nous disions plus haut, à savoir que tous les auteurs ont considéré les signes physiques et surtout ceux fournis par l'inspection et la palpation, comme étant les plus importants dans la recherche des adhérences du péricarde. Elle montre également que ces signes sont extrêmement variables, inconstants et qu'il est impossible de présenter dans un tableau d'ensemble la symptomatologie de cet état morbide. (Voir les obs. XXVIII, XXIX, XXX.)

Parmi tous les signes que nous venons de passer en revue, il y en a trois qui étant réunis nous paraissent pathognomoniques, c'est : 1° Le retrait systolique s'étendant à une grande partie de la paroi thoracique, à la partie inférieure du sternum et suivi d'un rebondissement diastolique de cette même paroi. 2° Le soulèvement brusque des veines du cou auquel succède un collapsus rapide. 3° La situation du cœur restant toujours invariable quand le malade change de position.

Le retrait systolique étendu à une grande partie de la paroi thoracique et à la partie inférieure du sternum résulte des adhérences solides du cœur avec le diaphragme ; de sorte que pendant la systole le cœur se raccourcit suivant son axe longitudinal et entraîne le diaphragme en haut, en même temps que la cage thoracique. Mais une contraction énergique du cœur est une condition indispensable à la production de ce phénomème, Le battement diastolique qui succède à la rétraction systolique est dû, selon les uns, à un choc du cœur pendant la diastole, selon les autres à un rebondissement de la paroi thoracique pendant le deuxième temps de la révolution cardiaque. Cette dernière explication est admise par Friedreich et Errico de Renzi (1).

Le dégorgement diastolique des veines du cou dit Friedreich alterne exactement avec le pouls carotidien. Les veines, qui étaient gonflées pendant la systole du cœur, s'aplatissent tout d'un coup au moment de sa diastole et cet afflux du sang vers l'organe central de la circulation est favorisé par le rebondissement du thorax, qui agità la manière d'une inspiration profonde et par l'abaissement du diaphragme, qui entraîne le cœur avec lui, allonge les gros vaisseaux, d'où une accélération du cours du sang dans les veines.

La situation fixe du cœur est facile à expliquer; nous avons vu au chapitre Ier que la pointe du cœur pouvait subir un déplacement assez étendu, suivant la position qu'on faisait prendre à l'individu; on comprend alors que si le cœur a contracté des adhérences solides avec son enveloppe, le déplacement de sa pointe devient impossible.

Chacun de ces trois signes pris séparément ne se rencontre-t-il que dans la symphyse cardiaque? Assurément non, le retrait systolique avec conservation du choc précordial s'observe physiologiquement chez les jeunes enfants, chez les sujets maigres et dans des conditions pathologiques, surtout dans l'hypertrophie du ventricule gauche (Errico de Renzi); mais il faut dire qu'il n'occupe pas une aussi grande étendue; il est le plus souvent, limité aux troisième et quatrième espaces intercostaux. Le même auteur signale le retrait systolique sans choc précordial dans la sténose de l'orifice aortique acccompagnée d'hypertrophie ventriculaire et dans le cas d'insuffisante dilatation du poumon gauche pendant la systole ventriculaire.

(1) Errico de Renzi. Semeiotica fisica. 1re partie, le cœur. Milan, 1878.

Widman (1) ne regarde pas non plus le retrait de la paroi thoracique comme un signe certain de symphyse cardiaque. Partant de cette donnée physiologique que, pendant la systole le cœur diminue dans le sens transversal, tandis que son diamètre antéro-postérieur se trouve augmenté, il prétend que si le cœur a pris une place anormale dans la poitrine, s'il touche la paroi thoracique par son bord latéral au lieu de sa face antérieure, il se produira une dépression systolique.

Tout le monde sait que le soulèvement des veines jugulaires et leur collapsus rapide n'est pas rare dans les affections du cœur. De même il n'est pas nécessaire qu'il y ait une oblitération complète du péricarde pour que la position du cœur reste invariable; une simple bride fibreuse peut le maintenir dans une situation fixe.

Chacun de ces symptômes peut donc apparaître isolément dans des affections autres que la symphyse cardiaque; mais nous ne connaissons pas de maladie où ils se montrent simultanément, et quant on les trouve réunis nous pensons qu'on peut affirmer l'existence d'une symphyse cardiaque,

CONCLUSIONS.

1° Les battement du cœur sont normaux ou exagérés dans la péricardite sèche et sans complication. Ils sont affaiblis dans la péricardite avec épanchement quand celui-ci dépasse 300 à 350 grammes. Quand le liquide s'élève à 5 ou 600 grammes le choc de la pointe du cœur devient insensible.

(1) Widmann. Ueber Systoliche Einzeihungen der Intercostalraüme (Arch. für. Path. anat. und phys. B. LXX, p. 438.

2° Les battements du cœur qui sont insensibles dans la position couchée, deviennent presque toujours perceptibles à la palpation quand le malade est assis.

3° La palpation a permis de constater plusieurs signes intéressants dans le cours de la péricardite, mais ils sont inconstants ; au contraire les variations dans l'intensité des battements du cœur, ont une grande valeur diagnostique.

4° Les causes autres que l'inflammation du péricarde qui peuvent accroître ou diminuer la force des battements du cœur sont nombreuses.

5° Dans la péricardite sèche l'affaiblissement des battements joint à leur irrégularité et à leur intermittence pe met de reconnaître une complication grave de la maladie : la myocardite.

6° Le diagnostic de la symphyse cardiaque repose presque entièrement sur la constatation des signes fournis par la vue et la palpation.

7° Les symptômes de cet état morbide indiqués par les auteurs sont très-nombreux et aussi très-inconstants ; aucun d'eux n'est pathognomonique. Il y en a trois qui permettent d'affirmer l'existence de la symphyse cardiaque quand ils sont réunis : 1° le retrait systolique s'étendant à une grande partie de la paroi thoracique, à la partie inférieure du sternum et suivi d'un rebondissement diastolique de cette même paroi. 2° le soulèvement brusque des veines du cou auquel succède un collapsus veineux rapide. 3° La situation du cœur restant toujours invariable quand le malade change de position.

II. — *Du frémissement vibratoire.*

Sa cause, ses rapports avec le bruit de frottement. — On donne le nom de frémissement vibratoire à une sensation particulière qu'on perçoit avec la main appliquée sur la région précordiale et qui donne l'idée de deux surfaces rugueuses qui frottent l'une contre l'autre. Stokes l'a signal un des premiers. On voit apparaître ce symptôme seulement dans la péricardite sèche ou lorsqu'il n'y a qu'un épanchement très-peu abondant. Sur 45 observations nous n'avons jamais vu le frémissement vibratoire se produire quand le liquide accumulé dans le péricarde dépassait 80 à 90 grammes, et encore il n'y a que deux cas où le liquide ait été aussi abondant; dans tous les autres qui sont au nombre de douze, l'épanchement faisait défaut. Cette condition nécessaire à son développement rend apparent le rapport intime qui existe entre le frémissement vibratoire et un autre signe physique très-important : le frottement péricardique.

Tous les deux, en effet, sont produits par le frottement des deux surfaces rugueuses du péricarde pendant les mouvements du cœur; ils reconnaissent donc la même cause pathogénique, seulement ils sont perçus par des sens différents ; l'un par le palper, l'autre par l'ouïe.

Malgré la relation intime de ces deux symptômes, on ne les observe pas toujours simultanément. Ainsi, sur 39 malades chez qui on a pu constater un frottement à l'auscultation, il n'y en a que 14 qui aient présenté un frémissement vibratoire à la palpation. L'explication de ce fait est très-simple quand on considère le mode de manifestation différent de ces deux signes ; le bruit de frottement est un son qui se transmet à travers la paroi thoracique, tandis que le frémissement senti par la main résulte des vibrations de cette même paroi : c'est pourquoi ce dernier exige pour se produire une cause bien plus énergique que l'autre et même des conditions spéciales. Nous verrons en effet qu'une quantité assez considérable de liquide dans le péricarde n'est pas incompatible avec l'existence d'un frottement; nous savons déjà que le frémissement vibratoire ne se produit pas dès que l'épanchement est un peu abondant. C'est là la principale raison qui fait qu'on observe souvent le frottement sans le frémissement vibratoire dans la péricardite. Mais il y en a deux autres importantes à signaler : c'est la présence de fausses membranes dures et saillantes dans le péricarde et la contraction très-énergique du cœur, qui sont des conditions nécessaires pour faire naître le frémissement et non pas indispensables à la production du frottement.

En revanche, toutes les conditions favorables au développement du frémissement vibratoire, le sont également à celui du frottement, ce qui se comprend aisément ; aussi, dans tous les cas où le frémissement existe, le frottement se manifeste et souvent avec une grande intensité. (Obs. II, VII, IX, X, XII.)

Description du Symptôme. — Dans la péricardite, le frémissement n'est appréciable pour l'observateur qu'au moment où les produits plastiques de l'inflammation ont acquis un certain degré d'épaisseur et de résistance ; aussi ne le constate-t-on ordinairement que quelques jours après le début de la maladie. De même que le frottement, on ne le perçoit qu'au niveau du point qui correspond au péricarde enflammé, et c'est le plus souvent dans la région qui correspond aux cavités droites du cœur, à la partie interne du troisième espace intercostal gauche. Nous verrons plus tard que c'est également le lieu d'élection du frottement lorsque la péricardite est très-intense. Cependant ce siége n'est pas absolu et dans quelques cas on a pu le sentir au niveau de la pointe du cœur ou à la base, comme dans un fait rapporté par Graves (1). — (Obs. VII.).

Le frémissement est très-marqué pendant la systole cardiaque et s'observe plus rarement pendant la diastole.

Pour constater ce symptôme, il suffit d'appliquer la main ou seulement la pulpe des doigts sur la région précordiale et de l'explorer attentivement dans toute son étendue, car le frémissement peut n'occuper qu'un espace assez restreint et passerait facilement inaperçu si on se contentait d'un examen superficiel. L'exploration ainsi faite n'est pas toujours suffisante, un frémissement léger pourrait échapper au médecin; il faut alors avoir soin d'appliquer fortement la main sur la paroi thoracique, de façon à augmenter la rudesse du frottement. Enfin nous indiquerons une règle donnée par M. Constantin Paul pour chercher ce signe: c'est de laisser le malade à demi couché, car s'il existe déjà un très-faible épanchement, le malade, en se mettant debout, déplace le liquide en avant et éteint le frottement.

Les modifications qu'éprouve le frémissement vibratoire dans sa marche sont très-simples : né dans le cours d'une péricardite sèche, il disparaît lorsque la maladie entre dans la période de décroissance. S'il se forme un épanchement dans le péricarde, il disparaît également, pour se montrer de nouveau lorsque celui-ci est en partie résorbé.

(1) Graves. Leçons de clin. méd. Lec. sur la péricardite, t. II (trad. française par M. Jaccoud, 1861-63).

La déchéance fonctionnelle du cœur s'oppose aussi à sa manifestation.

Valeur diagnostique. — Ce signe physique perçu à la région précordiale ne se rencontre que dans deux autres maladies de l'appareil circulatoire, ce qui lui donne une grande valeur au point de vue du diagnostic. Dans les lésions valvulaires du cœur (frémissement cataire de Laennec); et dans l'anévrysme de l'aorte où on le désigne sous le nom de trill. Lors donc qu'on sent le frémissement vibratoire à la palpation, on peut hésiter entre trois espèces de lésions : Entre l'inflammation du péricarde, l'anévrysme de la crosse aortique, une affection valvulaire du cœur. Il reste à savoir si les caractères du frémissement seuls permettent d'affirmer un diagnostic plutôt qu'un autre. Nul doute qu'une étude attentive et souvent répétée du phénomène ne permette dans quelques cas de trancher la question ; malgré cela on ne doit jamais négliger d'user en même temps des ressources que nous fournit l'auscultation, car grâce à elle on pourra presque toujours très-promptement arriver au diagnostic exact (1).

Examinons cependant le parti que le clinicien peut tirer de la connaissance de ce symptôme. Lorsqu'il est nettement systolique et diastolique, il est un signe à peu près certain de péricardite, parce que les autres maladies ne donnent lieu qu'à un frémissement systolique. Il faut en excepter toutefois l'anévrysme variqueux de l'aorte, qui se révèle à la palpation par un trill continu avec redouble-

(1) En effet au frémissement vibratoire correspondent des phénomènes stéthoscopiques différents suivant les maladies : dans la péricardite, le frottement avec les caractères que nous étudierons. Dans les lésions d'orifices du cœur, les souffles valvulaires. Dans l'anévrysme de la crosse de l'aorte, un double centre de battements.

ment, mais dans ce cas l'erreur sera facilement évitée si on a égard aux symptômes concomitants qui résultent de l'obstacle apporté à la circulation veineuse, (cyanose, œdème dans plusieurs régions).

Le siége du frémissement a une importance qu'on ne saurait nier. Dans l'anévrysme de l'aorte il apparaît au niveau ou en dehors du bord droit du sternum. Dans une lésion valvulaire, il occupe le foyer d'auscultation de l'orifice lésé, tandis que dans la péricardite il se montre le plus souvent au niveau du bord gauche du sternum dans le troisième espace intercostal. Il nous faut encore prendre en considération la durée de ce symptôme : dans la péricardite il est fugace et peut se percevoir parfois à deux époques différentes de la maladie. Au contraire la persistance est un de ses caractères les plus saillants dans les maladies citées plus haut.

Quand on a reconnu que le frémissement vibratoire est dû à la péricardite, on peut avancer sans crainte de se tromper qu'il y a peu ou point d'épanchement dans la cavité séreuse. Si ce signe augmente en force et en étendue, on doit en conclure que la maladie s'accroît dans le même sens; et lorsqu'il disparaît, il faut en chercher la raison parmi les causes suivantes capables d'amener ce résultat. La guérison, un épanchement dans le péricarde, la symphyse cardiaque (stokes), un affaiblissement des contractions du cœur produit par une lésion organique. Que la guérison survienne, on verra bientôt s'effacer tous les symptômes fonctionnels et physiques de la maladie. Le pronostic devient plus grave au contraire si on reconnaît qu'une des complications précédentes vient s'ajouter à la péricardite et faire disparaître le frémissement.

CONCLUSIONS.

1° Le frémissement vibratoire ne se produit que quand il y a peu ou point d'épanchement dans le péricarde.

2° Le frémissement vibratoire a des rapports intimes avec le bruit du frottement.

3° Toujours il y a du frottement à l'auscultation quand on observe un frémissement vibratoire à la palpation; mais souvent le frottement existe sans qu'il y aît de frémissement.

4° Le frémissement ne se produit ordinairement que quelques jours après le début de la péricardite.

5° Son siége de prédilection à la région précordiale est au niveau du point qui correspond aux cavités droites du cœur.

6° L'observation de certaines règles rend souvent fructueuse la recherche de ce symptôme qui sans cela resterait inaperçu.

7° Le frémissement vibratoire peut survenir dans la péricardite sèche, dans l'anévrysme de la crosse de l'aorte, dans une lésion organique du cœur. Avec l'aide des signes stéthoscopiques, on reconnaît vite à laquelle de ces trois lésions on doit le rattacher. D'ailleurs le frémissement dû à la péricardite a des caractères particuliers qui permettent de la différencier de celui qu'on observe dans ces autres affections.

8° Lorsque le frémissement augmente en force et en étendue, la maladie s'accroît dans le même sens. Lorsqu'il disparaît, cela peut être par le fait de la guérison ou parce qu'il survient une complication qui aggrave le pronostic.

CHAPITRE V.

PERCUSSION.

Matité précordiale dans la péricardite.

A l'état normal la région du thorax qui répond au cœur donne une matité à la percussion que M. Bouillaud évalue en général de 41 à 54 millimètres en travers et verticalement. Mais avant d'entrer dans le domaine de la pathologie et avant d'entreprendre la description d'un symptôme qui n'est pas rare dans la péricardite, nous devons nécessairement faire connaître les caractères que présente cette matité précordiale chez l'individu bien portant.

Nous avons vu au chapitre I que toute la surface du triangle péricardique n'est point en contact immédiat avec la paroi pectorale et que les parties latérales en sont séparées par les languettes antérieures des poumons. Il résulte de cette disposition anatomique qu'une portion seulement du cœur est directement accessible à nos moyens d'exploration; c'est celle qui n'est pas recouverte par les lames pulmonaires.

Quand on percute la paroi thoracique en ce point, on perçoit de la matité; néanmoins le reste de la région qui répond au cœur, mais qui en est séparée par une mince couche de poumon, loin d'être sonore à la percussion donne aussi de la matité lorsqu'on la percute fortement. Il est vrai que dans ce cas la diminution du son est moins prononcée que dans le précédent bien qu'on percute plus énergiquement.

On donne le nom de matité absolue à celle qu'on obtient dans la partie où le cœur reste à découvert, par opposition à l'autre qu'on désigne sous le nom de matité relative ou profonde. Pour constater ces deux variétés de la matité précordiale on emploi donc deux moyens différents : la percussion profonde (matité relative), la percussion superficielle (matité absolue) (1).

Errico de Renzi rapporte que tout récemment Baas a indiqué une nouvelle méthode de percussion, la phonométrie. Il fait vibrer un diapason sur les diverses parties de la région cardiaque et il voit qu'il résonne davantage sur les parties aérées et beaucoup moins sur l'aire du cœur.

La matité absolue a sur le thorax une forme à peu près triangulaire et ses dimensions sont très-variables suivant les sujets et même suivant le moment où on la recherche chez le même individu : en effet, si les languettes des poumons qui viennent se placer au-devant du péricarde s'avancent beaucoup vers la ligne médiane, la matité absolue aura très-peu d'étendue ; le contraire arrivera si ces lames pulmonaires sont peu développées ou retenues par des adhérences en dehors de l'aire du triangle péricardique. Par une raison analogue la matité aura chez le même sujet plus d'étendue pendant l'expiration que pendant l'inspiration.

La matité absolue se déplace quand on change de position : quand on est couché sur le côté gauche elle se dévie à gauche de 1 à 3 centimètres. Si on est sur le côté opposé, il n'y a rien de bien marqué. Il n'y a aucune différence dans la situation horizontale ou verticale. (Errico de Renzi.)

Voici d'après von Dusch les limites de la matité relative

(1) Piorry. Traité de diagnostic et de séméiologie. Paris, 1840.

qu'on obtient par la percussion profonde : à droite elle commence à la partie inférieure du sternum en dehors du bord droit de cet os : de là elle remonte en formant une courbe à convexité tournée en dehors, s'étend sous le sternum et son point le plus élevé correspond au bord gauche de cet os, à la hauteur du troisième espace intercostal. Ensuite elle descend en décrivant une ligne courbe qui reste toujours en dedans de la ligne axillaire et se termine à 1 ou 2 centimètres au-delà du choc de la pointe dans le cinquième espace intercostal (1). Cette matité relative se confond en bas avec la matité absolue. Comme nous l'avons dit, elle empiète sur l'espace occupé par la matité absolue pendant les fortes inspirations.

Matité précordiale dans la péricardite. — Dans la péricardite, la matité ne peut qu'augmenter en étendue et on peut dire avec M. Bouillaud qu'elle est en raison composée de la quantité de l'épanchement et de la tuméfaction fluxionnaire du cœur.

Dans la péricardite sèche, ce signe physique s'observe rarement; cependant on l'a signalé (2), et on ne peut l'expliquer dans ce cas que par la tuméfaction fluxionnaire du muscle cardiaque dont parle M. Bouillaud. Au contraire dans la péricardite avec épanchement c'est un signe fréquent et le liquide accumulé dans le péricarde joue alors le principal rôle dans la production de ce phénomène. Sibson (3) en étudiant les effets produits par les épanchements dans le péricarde a constaté que la distension de la séreuse se fait surtout dans les points les plus éloignés de

(1) La limite supérieure de la matité absolue est située un peu au-dessous de celle de la matité relative et du côté droit elle ne dépasse généralement pas le bord gauche du sternum ou une parallèle peu éloignée de cette ligne.

(2) Desclaux. Th. 1835, nº 137. Essai sur la péricardite aiguë.

(3) Sibson. Loc. cit.

ses attaches au cœur, en particulier à la portion inférieure ou diaphragmatique et au côté gauche, spécialement au voisinage de la pointe. Quand le liquide augmente, le cœur est refoulé en haut, le péricarde prend une forme arrondie et le poumon gauche est complétement refoulé en arrière. Quand la distension est extrême, le péricarde a une forme conique à base dirigée en bas. Ces résultats obtenus par Sibson sont exacts et nous avons pu les vérifier sur le cadavre. Nous ne croyons donc pas, comme le dit Oppolzer, que lorsque l'épanchement se forme, la dilatation a lieu d'abord dans la partie supérieure du péricarde et que ce sac prend une forme triangulaire à base dirigée en haut. La relation de cause à effet ressort naturellement des faits que nous venons d'exposer : il se produit une distension du péricarde par un liquide, un rapport plus intime de ce sac avec la paroi thoracique d'où augmentation de la matité.

Une question que nous devons examiner maintenant, c'est de savoir qu'elle est la plus petite quantité de liquide épanché capable de donner une matité appréciable à la percussion. La notion des signes fournis par l'épanchement péricardique et particulièrement la connaissance exacte de la valeur de la plessimétrie ne date que peu d'années. Les anciens auteurs n'avaient tiré presque aucun parti de ce moyen d'investigation, et Laennec lui-même dit : « Je crois pouvoir assurer que les épanchements peu abondants dans le péricarde, au-dessous d'une livre par exemple, ne donnent jamais aucun signe, et que probablement on ne pourra jamais reconnaître que ceux qui sont beaucoup plus considérables ; mais je pense que ceux qui dépassent deux à trois livres pourront être quelquefois reconnus à l'aide des signes donnés par la percussion, l'inspection, l'auscultation. » L'opinion de Laennec n'est certainement plus soutenable aujourd'hui, et toutes les fois qu'un épanchement se fait librement dans le péricarde, il donne une matité très appréciable lorsqu'il atteint 500 et même 400 grammes. (Obs. XXII. XXI).

D'après Racle, cette quantité de 400 grammes est nécessaire pour que les renseignements fournis par la percussion aient quelque valeur. Cela peut être vrai dans la majorité des cas ; mais il n'est pas douteux qu'une collection liquide moins abondante de 200 ou de 300 grammes par exemple donne souvent lieu à une matité anormale. Chez les enfants, l'épanchement quoique moins abondant encore peut fournir des signes appréciables à la percussion ; et à ce propos M. Roger s'exprime ainsi : (1) « Grâce à la plessimétrie, il est facile de reconnaître les épanchements du péricarde, non-seulement les grands, mais encore les moyens à l'étendue de la matité précordiale et à sa forme en cône irrégulier à large base. Même les petits, il est possible de les diagnostiquer chez les jeunes sujets où les résultats de la percussion sont plus nets à cause du peu d'épaisseur de la paroi. Plus d'une fois, chez l'enfant, j'ai pu assister à la formation de la collection séreuse qui, avec 50 à 60 grammes de liquide, s'annonçait déjà par des signes évidents. » En résumé, nous croyons pouvoir affirmer qu'en dehors des conditions anormales dont nous parlerons, un épanchement de 400 grammes et au-dessus donnera toujours une matité facilement appréciable, et que cette matité pourra souvent être constatée lorsque l'épanchement ne dépassera pas deux ou trois cents grammes, à condition de pratiquer avec grand soin la percussion de la région précordiale. Chez les enfants, M. Roger nous dit que du

(1) Roger. Bull. acad. de méd., 1875, 2e série, t. IV. Sur la paracentèse du péricarde.

liquide en moins grande abondance encore peut donner lieu à des signes évidents.

Pour rechercher la matité, on peut employer la percussion médiate ou immédiate. Nous renvoyons pour l'étude de ces méthodes d'exploration aux traités spéciaux (1).

Si la collection liquide renfermée dans le péricarde est peu abondante, elle s'accumule dans la partie déclive du sac séreux, et on constate une augmentation de la matité qui dépasse en bas la limite inférieure du cœur ou si l'on veut le choc de la pointe. Cet examen doit être pratiqué le malade étant assis ou sur son séant le tronc penché en avant ; dans cette position le liquide s'accumule en avant et au-dessous du cœur et devient aecessible à la percussion ; tandis que si le malade était couché horizontalement, le iquide occupant les parties les plus déclives échapperait complétement à nos recherches.

Ce désaccord entre la percussion et la palpation indique d'après M. Gubler, la présence d'un faible épanchement dans le péricarde. Pour Botkin cela n'est pas toujours vrai parce que, dans la plupart des cas d'hypertrophie avec dilatation du ventricule gauche, le choc du cœur ne répond pas à la pointe, et par la percussion on s'aperçoit que le long diamètre du cœur s'étend un peu au-dessous de l'endroit du choc. Sans doute cette objection a de la valeur, mais nous croyons cependant qu'il y a un moyen de distinguer un faible épanchement péricardique d'une hypertrophie avec dilatation du cœur : ce moyen consiste à associer en pratiquant l'examen la position avec la percussion. S'il y a du liquide dans l'enveloppe séreuse du cœur, la matité

(1) Voir Barth et Roger. Traité pratique d'ausc. et précis de percussion. Paris, 1870, 7e édit., p. 624. — Piorry. De la percussion médiate, 1828. Du procédé opératoire, etc., 1831. — Maillot. Traité pratique de percussion, 1843.

perçue au-dessous du choc de la pointe disparaîtra quand on fera coucher le malade horizontalement, pour reparaître quand on le fera asseoir. On n'aura rien de semblable dans le cas d'hypertrophie avec dilatation ; la matité restera la même par rapport à la pointe du cœur dans toutes les positions.

Un autre signe des épanchements indiqué par Traube, c'est l'existence d'un son mat à gauche de la région de la pointe du cœur. Ce point est en effet le plus déclive de la cavité séreuse et il est tout simple que la matité y apparaisse plutôt qu'ailleurs.

Malgré l'importance des signes précédents, il ne faut pas négliger d'employer tous les moyens qui peuvent nous conduire à un diagnostic certain. Or, M. Piorry signale un procédé d'exploration qui mérite d'être indiqué, bien que sa valeur soit contestée par Béhier et Hardy. Lorsqu'on voit où s'arrête la matité au niveau d'une des parties latérales de la région précordiale le malade étant debout ou couché, on n'aura qu'à le faire tourner sur le côté correspondant à celui qu'on vient de percuter pour constater en cet endroit une augmentation de la matité s'il y a du liquide dans le péricarde.

Lorsque l'épanchement devient plus considérable, qu'il atteint 4 ou 500 grammes, on perçoit de la matité dans une assez grande étendue à droite et à gauche du sternum et sa forme devient semblable à celle du péricarde, elle est triangulaire à base dirigée en bas et à sommet tourné en haut. Sa limite supérieure n'est pas fixe, elle s'élève quand le malade incline le tronc en avant. Enfin dans les épanchements très considérables qui peuvent être de deux litres, la matité conserve toujours la même forme mais sa surface augmente beaucoup d'étendue ; le côté droit du triangle qu'elle représente se rapproche du mamelon droit qu'il n'atteint que très rarement ; le côté gauche peut aller jusqu'à la ligne axillaire et il ne se joint à la base du triangle que dans le sixième ou le septième espace intercostal. C'est dans ces cas d'extrême distension que le diaphragme s'abaissant, refoule l'épigastre en avant lequel vient former une tumeur proéminente notée pour la première fois par Avenbrugger. La limite supérieure de la matité s'élève bien au-dessus de la base du cœur, jusqu'au deuxième cartilage costal gauche.

Dans quelques observations, et notamment dans un fait rapporté par Graves, la percussion pratiquée au-dessus de la limite de l'épanchement dans la fosse sous-claviculaire où le poumon était refoulé, a donné un son aigu à timbre métallique. M. Guéneau de Mussy l'a constaté également en arrière de la paroi thoracique dans le point correspondant au péricarde.

Le liquide contenu dans le péricarde augmente ou diminue très rapidement et la matité suit les mêmes oscillations ; aussi, un bon signe de la matité péricardique, c'est sa grande variabilité (Bouillaud).

Nous avons vu qu'à l'état normal il y avait deux sortes de matités fournies par la percussion du cœur : une absolue et l'autre relative. Lorsque celle-ci est due au péricarde distendu par du liquide, la même chose a lieu : toute la partie centrale de la séreuse qui vient s'appliquer à la paroi thoracique donne un son absolument mat et une grande résistance au doigt qui percute, tandis que les parties latérales recouvertes par une mince lame pulmonaire ne présentent qu'une matité relative, d'où ce précepte qu'il faut avoir recours à la percussion superficielle et profonde pour déterminer l'étendue exacte de la place occupée par le péricarde dans la cage thoracique. Un autre avantage qui résulte de l'emploi simultané de ces deux méthodes, c'est comme le fait remarquer M. Piorry, de pouvoir préciser ainsi que nous venons de le dire, les limites du péricarde avec la percussion profonde et d'établir en outre les rapports des poumons avec cette séreuse, grâce à la percussion superficielle.

Diagnostic. — L'augmentation de la matité précordiale se rencontre très rarement dans la péricardite sèche, et elle est toujours peu marquée. Elle n'a point de caractères particuliers qui puissent la faire distinguer de celle produite par une hypertrophie du cœur ; tout au plus serait-on en droit d'admettre qu'elle est le résultat d'une inflammation du péricarde si on la voyait apparaître brusquement et coïncider avec le frottement, signe pathognomonique de cette forme de la maladie.

En revanche l'étude de ce symptôme dans la péricardite avec épanchement est du plus haut intérêt ; nous venons de décrire ses caractères, d'indiquer les moyens de les constater, il nous reste à voir les erreurs de diagnostic qu'on peut commettre en faisant la percussion de la paroi thoracique ; et comment on peut les éviter.

Dans l'hypertrophie du cœur, qu'elle soit générale ou partielle, la matité précordiale est accrue. Si tout l'organe est augmenté de volume, la matité conserve sa forme triangulaire à base supérieure et elle occupe une assez grande étendue. Si le ventricule gauche seul est hypertrophié, la matité dépasse la ligne mamelonnaire gauche ; si c'est le ventricule droit, elle déborde le bord droit du sternum et tend à prendre une forme sphérique. Dans la péricardite avec épanchement nous n'observons rien de semblable, la configuration de la matité donne une forme triangulaire à sommet dirigé en haut et à base tournée en bas. Dans l'hypertrophie du cœur la limite supérieure de la matité reste normale tandis qu'elle remonte beaucoup plus haut, jusqu'au cul-de-sac supérieur du péricarde quand le liquide s'est accumulé dans celui-ci. Ajoutons encore comme élément de diagnostic différentiel entre ces deux affections que les autres signes physiques diffèrent absolument : dans l'hypertrophie cardiaque, nous avons à la palpation une augmentation en force et en étendue du choc précordial, et à l'auscultation un timbre plus éclatant des bruits du cœur, surtout du second. Tout le contraire arrive dans la péricardite : le choc du cœur est très-affaibli ou effacé, les bruits deviennent sourds, voilés, et ils varient rapidement d'intensité (obs. I).

La dilatation du cœur surtout chez les jeunes enfants, peut simuler un épanchement du péricarde (Roger) : voussure costo-sternale, absence d'impulsion cardiaque, ondulation de la paroi thoracique analogue à la fluctuation d'un liquide, bruits du cœur sourds éloignés, gêne cardiaque et respiratoire, cyanose, tout fait croire à un épanchement. Dans ce cas, on pourra se fonder, pour établir un diagnostic sur les changements de forme qu'éprouve la matité quand on fait changer le malade de position ; ce signe a d'autant plus de valeur qu'il est plus facile à constater chez l'enfant que chez l'adulte. La limite supérieure de la matité cardiaque qui reste invariable dans la dilatation est aussi un caractère important à signaler. Enfin, les signes d'une lésion organique du cœur constatés antérieurement pourraient faire penser plutôt à une dilatation cardiaque qu'à un épanchement péricardique. Quand la dilatation n'occupe que le cœur droit, la matité s'avance en dehors du bord droit du sternum sans s'étendre également du côté gauche comme cela a lieu dans la dilatation du péricarde par un liquide.

Dans l'hydropéricarde on constate les mêmes signes physiques que dans la péricardite avec épanchement; mais bien d'autres caractères permettent de les distinguer : l'hydropéricarde ne présente aucun des symptômes propres aux phlegmasies aiguës, et les troubles qui résultent de la compression des organes par l'épanchement sont beaucoup moins marqués que ceux qu'occasionne un épanchement inflammatoire. De plus l'hydropéricarde ne survient que dans le cours d'une maladie hydropigène et coexiste avec des épanchements dans les autres séreuses.

Une pleurésie gauche abondante ou une pleurésie du même côté enkystée ne saurait être prise pour un épanchement dans le péricarde. En effet, dans les deux cas d'inflammation de la plèvre que nous supposons, on constate une matité très étendue à gauche avec diminution ou disparition des battements du cœur au niveau de leur siége normal, signes que peut produire un épanchement péricardique ; mais toute méprise cesse lorsqu'on fait l'examen du cœur, car on s'aperçoit qu'il est refoulé du côté droit, et dans la place nouvelle qu'il occupe, on sent le choc et on entend très-bien les bruits cardiaques ce qui n'arriverait pas si la matité était due à une péricardite. Si on a affaire à la fois à une pleurésie et à une péricardite, les signes de ces deux affections coexisteront.

D'autres fois on a pu prendre un épanchement dans le péricarde pour une tumeur du médiastin. Dans ces cas qui sont très rares, on ne peut faire le diagnostic différentiel que par l'étude attentive de tous les symptômes.

Valeur séméiologique. — Lorsqu'on a réussi à éviter les écueils signalés plus haut, qu'on est bien sûr que la matité qu'on perçoit est symptomatique d'un épanchement péricardique, on pourra souvent apprécier l'abondance du liquide en considérant l'étendue de la matité. Néanmoins on ne doit pas ignorer qu'il y a plusieurs causes d'erreur qui viennent compliquer les résultats de la percussion : 1° Les poumons peuvent être fixés par des adhérences au devant du cœur et quand le liquide s'accumule dans son enveloppe fibro-séreuse, il lui est impossible de se mettre en rapport avec la paroi thoracique ; on a alors une matité peu marquée, bien que l'épanchement soit considérable. 2° Inversement les poumons peuvent être fixés en dehors de la zone du cœur, le péricarde s'applique à la paroi thoracique, et dès qu'il renfermera un peu de liquide on aura une matité étendue. Dans ces deux circonstances la matité ne sera donc pas en rapport avec l'abondance de l'épanchement. Pour donner à la plessimétrie toute sa valeur, il faudra mesurer la matité pendant l'inspiration et l'expiration et s'assurer si les poumons accomplissent librement leurs mouvements. 3° Une bride fibreuse peut maintenir la face antérieure du cœur appliquée contre le péricarde et le liquide, obligé de distendre la séreuse seulement dans sa partie postérieure, ne révélera pas sa présence par de la matité précordiale. Nous avons trouvé un fait semblable dans nos observations, le péricarde avait refoulé le poumon gauche et avait fait croire à une pleurésie de ce côté. On reconnaîtra que le cœur se meut librement dans le péricarde en observant les déplacements qu'éprouve sa pointe quand on fait coucher le malade alternativement sur le dos et sur le côté gauche.

La matité comme signe de la péricardite a une valeur incontestable ; elle indique la présence d'un épanchement, elle peut en faire apprécier jusqu'à un certain point l'abondance, elle a des caractères particuliers qui la distinguent de la matité due à d'autres affections. Mais il faut bien dire que c'est un signe physique difficile à étudier au lit du malade parce que toute sa valeur repose sur des différences souvent peu considérables d'intensité, d'étendue, de déplacement, toutes choses qui demandent de la part du clinicien une grande habitude de la plessimétrie pour acquérir une précision désirable.

Une matité très-étendue qui indique un épanchement abondant et d'un pronostic très-sérieux, surtout si elle s'est montrée rapidement. Il en est de même lorsqu'elle persiste longtemps sans rétrograder parcequ'elle est l'indice d'une péricardite chronique dont l'issue est si souvent funeste.

CONCLUSIONS.

1° Quand on percute la région précordiale à l'état normal, on trouve deux sortes de matités : l'une absolue et l'autre relative. Pour les constater, il faut employer deux modes différents de percussion : la percussion superficielle et la percussion profonde.

2° La matité relative varie d'étendue suivant les sujets et aussi suivant le moment où on la recherche : Elle augmente pendant l'inspiration, diminue pendant l'expiration. Les variations de la matité absolue ont lieu en sens inverse.

3° L'augmentation de la matité s'observe rarement dans la péricardite sèche. Elle est fréquente dans la péricardite avec épanchement.

4° Si aucune cause ne vient mettre obstacle à la distension régulière du péricarde, un épanchement de 400 grammes donnera toujours une matité facilement appréciable ; souvent même on peut la constater chez l'adulte alors que la collection liquide ne dépasse pas 2 à 300 grammes. Chez l'enfant ce signe a encore plus de valeur que chez l'adulte, il est manifeste avec un épanchement encore moins abondant.

5° Pour reconnaître la matité fournie par un faible épanchement péricardique, il faut combiner la percussion avec la palpation et avec le changement de position du malade. Quand le liquide est en plus grande quantité, la matité occupe une grande étendue et prend une forme triangulaire à sommet dirigé en haut et à base tournée en bas.

6° Le péricarde distendu par du liquide donne aussi à la percussion une matité absolue et une matité relative. L'étendue de chacune d'elles est absolument nécessaire à connaître si on veut avoir une idée exacte de la distension du péricarde ainsi que des rapports du poumon avec le sac séreux.

7° On pourrait admettre que l'augmentation de la matité est due à la péricardite sèche si elle apparaissait rapidement et en même temps qu'un frottement péricardique.

8° L'augmentation de la matité précordiale se constate dans plusieurs affections, mais la plupart du temps les signes différentiels sont assez tranchés pour qu'on puisse arriver au diagnostic de l'épanchement.

9° L'étendue de la matité n'est pas toujours en rapport avec l'épanchement; l'examen des organes thoraciques nous fait reconnaître les causes de cette anomalie.

10° L'augmentation de la matité précordiale est un signe très-important dans la péricardite avec épanchement, mais il est souvent difficile à étudier au lit du malade et exige de la part de l'observateur une grande habitude de la plessimétrie.

11° Une matité très-étendue qui survient rapidement ou qui persiste très-longtemps est d'un pronostic grave.

CHAPITRE VI

AUSCULTATION.

I. — *Des battements et des bruits du cœur.*

Au début de la péricardite, tous les auteurs s'accordent pour reconnaître qu'à l'auscultation du cœur les battements ont des caractères variables et souvent opposés. On les décrit généralement ainsi : les battements sont tantôt plus rapides et plus violents qu'à l'état normal et ont un timbre métallique, tantôt ils sont sourds, affaiblis, ralentis ; ils peuvent être réguliers ou au contraire présenter des irrégularités et des intermittences. Cette description sommaire, bien que conforme aux observations cliniques, est pour nous absolument sans valeur ; pour être intelligible elle a besoin d'un développement.

La cause des différences si grandes que présentent les battements du cœur dans la fréquence, l'intensité, le rhythme est facile à saisir : au début de la péricardite il est rare que cette maladie toute seule vienne jeter un trouble profond dans le jeu régulier des contractions cardiaques ; presque toujours c'est une complication qui cause cette altération : la myocardite ou l'endocardite aiguë ou chronique ; ce qui n'empêche pas qu'on met sur le compte de l'inflammation du péricarde un symptôme qui appartient à une lésion concomitante. C'est pour cette raison qu'il y a peu d'uniformité entre les caractères des battements du cœur qu'on constate chez différents malades. Cependant la péricardite même simple ne parcourt point ses différentes périodes sans apporter de dérangement dans les battements du cœur; aussi nous devons nous appliquer à faire la part des troubles occasionnés par l'inflammation du péricarde et celle des troubles produits par les complications.

Battements du cœur dans la cas de péricardite simple. — 1° *Péricardite sèche.* — Lorsque la péricardite est idiopathique, l'inflammation a pour effet de retentir sur l'économie tout entière et sur le cœur en particulier; elle provoque dans l'organisme un mouvement fébrile et détermine du côté du cœur un état d'éréthisme particulier résultant de la continuité du muscle avec l'organe lésé. De là une accélération et une force insolite des battements du cœur. Leur modification dans ce sens est constante lorsque la péricardite est dégagée de toute complication, et si elle ne survient pas chez un individu profondément adynamique. A cette exagération des battements vient s'ajouter un autre caractère qui n'est pas constant mais qu'on a pu constater un certain nombre de fois et qui a été signalé par MM. Bouillaud, Rob. Mayne, nous voulons parler d'un éclat métallique qu'on entend à l'auscultation; cette résonnance des bruits du cœur paraît liée à l'énergie des battements et à l'existence de fausses membranes permettant la transmission plus facile du son (Behier et Hardy).

L'irrégularité des battements est un symptôme peu fréquent dans la péricardite primitive. D'après Hache, il n'existe que dans le cinquième des cas qui se terminent par la guérison. Il apparaît au même moment que les précédents et on peut en rechercher la cause soit dans la gêne qu'éprouve le cœur à se mouvoir dans une enveloppe tapissée de produits plastiques inflammatoires, soit dans une excitation des ganglions intra-cardiaques.

On a noté dans quelques cas le dédoublement d'un des bruits du cœur, mais ce signe n'a pas de valeur depuis qu'on connaît les dédoublements physiologiques et pathologiques de ces bruits.

2° *Péricardite avec épanchement.* — Nous venons de voir les troubles apportés dans les battements et les bruits du cœur par la péricardite à sa première période. Quand l'épanchement se produit, les signes stéthoscopiques se modifient : du liquide vient baigner le cœur et s'interposer entre lui et la paroi thoracique, alors les bruits sont sourds et lointains, les battements s'affaiblissent et sont très-souvent irréguliers. Le liquide devient-il très-abondant, les symptômes s'aggravent au point que dans certains cas on n'entend plus les bruits du cœur et qu'on ne peut se rendre compte de l'irrégularité et de la faiblesse des battements que par l'exploration du pouls. Ces accidents s'expliquent par la compression du cœur, par l'épanchement. Mais pouvons-nous admettre sans discussion que ce soit toujours là la cause de pareils troubles ? La myocardite peut en produire de semblables, et cette complication est loin d'être rare dans cette forme de la maladie ; si bien que Stokes, cherchant quelle était la cause de la mort subite dans la péricardite avec épanchement, accusait l'altération du muscle de produire cet accident terrible. Cependant les expériences récentes de MM. Frank et Lagrolet sur les effets produits par l'accumulation d'un liquide dans le péricarde démontrent péremptoirement que l'épanchement péricardique trouble profondément le fonctionnement régulier du cœur (1).

(1) Frank. Essai sur le mode de production des troubles circulatoires dans

Le procédé de ces expérimentateurs consiste à exercer une pression sur le cœur d'un animal en injectant dans le péricarde de l'air comprimé ou un liquide inoffensif pour le muscle, et à constater d'une part la contre pression ainsi exercée sur le cœur au moyen d'appareils manométriques qui communiquent par un tube avec l'intérieur de la cavité séreuse, et d'autre part à recueillir au moyen d'appareils enrégistreurs les modifications qui surviennent soit dans la pression intra-cardiaque, soit du côté du pouls ou bien dans la pression artérielle et veineuse. Ils ont vu qu'en injectant de l'air comprimé dans le péricarde d'un chien observé par transparence, les oreillettes s'affaissaient à mesure que la pression augmentait, si bien qu'à un certain moment elles devenaient exsangues. Le mécanisme par lequel cessait l'afflux du sang dans le cœur était dès lors évident.

En mesurant la pression artérielle sur l'artère fémorale ils l'ont trouvée égale à 16 centimètres de mercure au début de l'expérience; lorsque la pression exercée sur le cœur s'élevait à un centimètre celle de l'artère descendait à dix, puis à deux centimètres lorsque la pression intra-péricardique montait à deux centimètres. Alors la pulsation artérielle était insensible et les battements du cœur faibles, irréguliers, intermittents. Pendant ce temps la pression ne faisait que s'accroître dans les veines, l'afflux du sang au cœur devenant de plus en plus difficile.

En maintenant un moment la pression exercée artificiellement sur le cœur à la hauteur de la pression veineuse, les oreillettes cessent de se contracter et les ventricules

les épanchem. abondants du péricarde. Note à l'Ac. des sc., mai 1877 et Gaz. heb. de méd. et de chir., 1877. — Lagrolet. De la compression du cœur dans les épanchem. du péricarde. Etudes cliniques et expérimentales. Th. Paris, 1878.

continuent de produire de faibles mouvements systoliques et diastoliques, mais sans lancer de sang dans les artères. Au bout d'un instant, la tension veineuse l'emporte, le sang pénètre de force dans le cœur et les ventricules recommencent à envoyer de petites ondées sanguines dans les artères.

Le même phénomène se reproduit si on élève de nouveau la pression intra-péricardique, de sorte qu'on peut obtenir à volonté une série de chutes de la pression artérielle; mais non point d'une manière indéfinie car au bout d'un certain temps, la pression dans les artères ne se relève pas suffisamment et reste tellement faible que la mort s'ensuit. Quand l'animal meurt, on constate chez lui les signes de l'asphyxie.

Les résultats de ces expériences nous paraissent applicables aux faits cliniques; ils le sont directement aux cas dans lesquels il se produit subitement ou très-rapidement un épanchement péricardique; la grande faiblesse, l'intermitfence et l'irrégularité des battements du cœur s'expliquent parfaitement par ce mécanisme. Mais lorsque l'accumulation de liquide se fait progressivement, le péricarde se laisse distendre peu à peu et l'effet fâcheux de la pression intra-péricardique sur la circulation se produisant plus lentement est bien moins apparent; cependant il n'en est pas moins réel, car il est certain que l'abaissement de la pression artérielle et l'augmentation de la tension veineuse jouent un rôle important dans laproduction d l'œdème et des hydropisies qu'on voit apparaître peu de temps après le début de la péricardite, puisque les lésions du myocarde sont alors peu prononcées ou nulles. Par la même raison il faut admettre qu'à l'épanchement se rattachent les troubles qu'on constate à l'auscultation du cœur.

Quand la péricardite est chronique, l'épanchement qui gêne la circulation dans tous les parenchymes gêne avant tout celle du cœur, ce qui favorise l'altération du muscle, altération qu'on constate dans la plupart des cas de ce genre. C'est pourquoi nous voyons cette nouvelle cause s'ajouter à la première pour amener la déchéance fonctionnelle du cœur qui se révèle, comme nous le savons, par la faiblesse de ses battements et surtout par leur irrégularité et leur intermittence (Obs. XXVII).

De ce qui précède, nous pouvons tirer la conclusion suivante : si l'épanchement se fait subitement dans le péricarde ou s'il distend cette séreuse progressivement mais dans un temps assez court, on doit admettre que le trouble apporté dans le rhythme des battements du cœur est produit par l'épanchement seul, tandis que si la maladie est passée à l'état chronique, il est extrêmement probable que ce trouble est occasionné à la fois par l'épanchement et par une lésion du cœur.

Quand la péricardite est simple, à mesure que l'épanchement se résorbe les battements du cœur deviennent plus forts et le rhythme des bruits plus régulier, jusqu'à ce que tout rentre dans l'ordre.

Nous venons de passer en revue les renseignements que l'auscultation des battements du cœur peut fournir dans la péricardite sèche et avec épanchement. Ces signes sont peu nombreux, souvent inconstants et parfois altérés ou remplacés par d'autres, ce qui ne doit pas nous étonner puisque la péricardite est très-fréquemment une maladie secondaire ou compliquée d'endocardite ou de myocardite. Mais nous devons demander plus que cela à l'auscultation; ce moyen d'examen peut nous servir à reconnaître des complications maintenant que nous savons les signes qui appartiennent en propre à l'inflammation du péricarde. En effet, quand on verra survenir dans le cours d'une péricardite aiguë sèche ou avec un épanchement très-modéré une faiblesse très-grande des battements du cœur, de l'irrégularité et de la faiblesse des bruits et les autres signes d'un ralentissement de la circulation, on diagnostiquera une complication très-rédoutable : la myocardite. C'est à cette double lésion (du cœur et du péricarde) que les auteurs ont donné le nom de péricardite paralytique ou syncopale. Vient-on à constater ces symptômes dans les mêmes conditions mais chez des malades atteints de maladies graves (fièvres éruptives, fièvre typhoïde,typhus, pyohémie, etc. ; cachexie brightique, tuberculeuse, cancéreuse, etc.) on y verra également l'indice d'une altération profonde du muscle cardiaque (1). (Voir obs. 27.)

Lorsque la péricardite apparaît dans le cours d'une affection valvulaire arrivée à la période asystolique, les battements du cœur sont toujours très-affaiblis et les bruits constamment irréguliers et intermittents. La cause est alors très-complexe et dépend de la gêne circulatoire produite par l'altération des valvules, de la péricardite et de l'altération du muscle cardiaque consécutive à ces deux lésions.

Barthez et Rillet disent que dans tous les cas d'inflammation du péricarde qu'ils ont observés, les battements du cœur ont été sourds et que cette obscurité allait d'ordinaire en augmentant pendant plusieurs jours et finissait par disparaître. Le plus souvent les deux bruits étaient sourds. Ils attribuent ce symptôme à l'épanchement qui éloignait de l'oreille les bruits du cœur ou bien du bruit du souffle ou de frottement qui les accompagnait. Voilà donc d'autres causes : le souffle et le frottement qui peuvent modifier les bruits cardiaques.

(1) L'altération du muscle consiste dans une dégénération graisseuse et une fragmentation de la fibre musculaire.

Dans la péricardite avec épanchement, nous avons fait connaître l'interprétation la plus vraisemblable qu'on pouvait donner aux faits soumis à notre observation ; nous n'y reviendrons pas.

Valeur diagnostique. — Le seul examen des battements et des bruits du cœur a bien peu de valeur pour la recherche de la péricardite parce qu'ils se présentent avec les mêmes caractères dans beaucoup d'autres lésions. Malgré tout, nous devons en tenir grand compte parce qu'ils ajoutent plus de certitude aux signes fournis par l'inspection, la palpation, la percussion et l'auscultation et aussi parce qu'ils nous permettent, joints à ces derniers, de reconnaître des complications sérieuses. Supposons par exemple qu'on entende à l'auscultation les battements du cœur violents, les bruits avec un timbre métallique, on ne peut pas dire qu'il y a péricardite car les mêmes symptômes se trouvent dans l'hypertrophie du cœur, dans l'endocardite aiguë ; mais s'il y a en même temps un bruit de frottement, alors l'existence de la péricardite sera certaine, et les premiers signes qu'on a constatés viendront parfaire l'ensemble du tableau clinique. Au contraire, si on constate chez un malade une péricardite aiguë et si les battements du cœur deviennent très-rapidement faibles, irréguliers, intermittents, sans s'accompagner d'aucun autre signe d'un épanchement, on soupçonnera de suite une complication grave, la myocardite.

Pronostic. — Toutes les fois que les battements et les bruits perdent de leur force et de leur régularité dans le cours d'une péricardite, le pronostic s'aggrave. Dans presque toutes nos observations où ces signes ont été trouvés, l'issue de la maladie a été funeste. Cependant le pronostic serait moins sérieux si la pression exercée par l'épanchement sur le cœur était la seule cause de ce trouble fonctionnel, car on pourrait espérer la voir cesser rapidement sous l'influence d'une médication bien dirigée.

CONCLUSIONS.

1° Les battements du cœur ont des caractères très-variables et souvent opposés dans les différents cas de péricardite. Cela tient à ce qu'on met sur le compte de cette maladie des symptômes qui appartiennent à des complications.

2° Dans la péricardite sèche et dégagée de toute complication, les battements du cœur sont accélérés, plus forts qu'à l'état normal, les bruits ont quelquefois un timbre métallique rarement le rhythme est irrégulier. Dans la péricardite avec épanchement et sans complication, les battements s'affaiblissent, les bruits deviennent sourds, lointains et très-souvent irréguliers. Si cet épanchement se fait subitement ou s'il distend le péricarde progressivement mais dans un temps assez court, il faut admettre qu'il est la seule cause de ces symptômes. Si le liquide est accumulé depuis longtemps dans l'enveloppe séro-fibreuse du cœur, on doit voir dans ces symptômes un effet produit à la fois par l'épanchement et par une altération du muscle cardiaque.

3° L'examen du cœur après nous avoir fait constater les troubles qu'apporte l'inflammation du péricarde dans l'intensité et le rhythme des battements, nous permet encore joint aux autres signes physiques de reconnaître des complications sérieuses de cette maladie, Pris isolément il n'a que très-peu de valeur dans la recherche de la péricardite.

4° Dans le cours de la péricardite, l'affaiblissement, l'irrégularité et l'intermittence des battements du cœur impliquent toujours un pronostic sérieux ; cependant il sera moins grave si ces troubles sont occasionnés seulement par l'épanchement que s'ils sont le résultat d'une dégénérescence graisseuse du cœur.

II. — *Du frottement péricardique.*

D'après Barth et Roger, sous le nom générique de bruit du frottement du péricarde, on désigne plusieurs bruits variables d'intensité et de caractère qui donnent à l'oreille une sensation analogue à celle que feraient éprouver deux corps membraneux à surface rugueuse qui frotteraient l'un contre l'autre dans leurs mouvements de va et vient. (1).

La valeur de ce symptôme fut méconnue pendant longtemps. Laennec qui le connaissait et qui l'avait même rattaché à sa véritable cause, renonça plus tard, on ne sait pourquoi, à le considérer comme un signe de péricardite. En 1824, Collin étudia de nouveau ce symptôme sous le nom de bruit de cuir neuf et indiqua quelle était sa valeur diagnostique.

Malheureusement cette dénomination donnée par l'auteur ne comprenait qu'une variété de frottement péricardique, ce qui fut un obstacle à la connaissance de ce signe qui était pourtant d'une importance considérable. Parmi les pathologistes qui après Collin ont écrit sur la péricardite, les uns ne parlent point du frottement, les autres se contentent de l'indiquer. Broussais le premier, en 1829, attira de nouveau l'attention sur ce phénomène ; mais c'est surtout

(1) Barth et Roger. Traité prat. d'auscult., 7e édit. Paris, 1870.
(2) Loc. cit.

le Dr William Stokes (1) qui fit une étude approfondie de ce symptôme et en montra toute l'importance, Depuis, les auteurs l'ont décrit avec soin et l'ont regardé avec raison comme un signe pathognomonique d'une forme de péricardite.

Pathogénie. — La cause qui produit le frottement ne saurait être douteuse ; la lésion anatomique et la physiologie pathologique de la séreuse péricardique nous montrent clairement la pathogénie de ce bruit morbide. Nous avons vu au chapitre 1er que les deux feuillets de l'enveloppe du cœur parfaitement unis dans l'état normal et sans cesse lubréfiés par la sérosité glissent l'un sur l'autre sans produire aucun bruit pendant les mouvements rhythmiques qu'accomplit l'organe central de la circulation. Mais quand l'inflammation s'empare du péricarde, les surfaces du sac séreux qui sont en contact perdent leur poli, prennent un aspect villeux, se couvrent de fausses membranes et bientôt on a deux surfaces rugueuses qui frottent l'une contre l'autre pendant les mouvements du cœur en produisant un bruit particulier qui n'est autre que celui que nous étudions. Telle est la cause du frottement péricardique.

Ces conditions qui sont nécessaires à son développement nous permettent d'établir que ce signe perçu à l'auscultation indique l'existence d'une péricardite sèche. Cependant nous verrons que cela n'est pas toujours absolument vrai. Nous devons ajouter que dans certains cas, les lésions énumérées plus haut peuvent exister et même être très-prononcées sans donner naissance à un frottement perceptible pour l'oreille de l'observateur; ce fait se produit quand la péricardite est partielle et siége seulement sur la

(1) W. Stokes. —Arch. gén. de méd. 2e sér, t. IV, p. 110. 1834.

face postérieure du cœur. Les rapports du péricarde indiqués précédemment nous en donnent suffisamment la raison.

Si nous en croyons quelques auteurs, il y a des cas tout à fait exceptionnels, il est vrai, où le frottement péricardique n'est pas un signe de l'inflammation de cette séreuse. Mr le professeur Jaccoud (1) dit dans une de ses cliniques : « Dans certains cas où le péricarde présente une sécheresse insolite, en même temps que le cœur conserve une énergie convenable, on peut entendre des bruits de frottement en l'absence de tout exsudat. C'est chez les cholériques que ce curieux phénomène a été constaté. Déjà en 1851, Pleischl (2) a signalé le fait en apportant trois observations à l'appui et Metteinheimer (3) a fait connaître une observation semblable. » Malgré tout, ces faits ne sont point acceptés sans conteste et Friedreich (4) dit positivement que le frottement est dû à l'exsudation fibrineuse et qu'il est très-invraisemblable que la sécheresse de la séreuse précédant l'exsudation puisse produire un frottement. Behier et Hardy pensent de même. Bien que l'expérience nous manque pour juger la question, nous avons lu des observations et dernièrement encore, nous avons vu un sujet à l'amphithéâtre, chez lequel une péricardite avec exsudation fibrineuse tout à fait récente, et par conséquent où les fausses membranes, étaient encore très-friables, n'avait donné lieu pendant la vie à aucun bruit morbide. Si dans ces conditions le frotte-

(1) Jaccoud. Leçons de clin. méd. faites à l'hôpital de la Charité. Paris, 1874.

(2) Pleischl. Prager vierteljahrsschrift, XXIX, 1851.

(3) Mettenheimer. Ueberperikardiale Reibungsgeraüsche ohne Pericarditis. (Arch. für Wissenschaftliche, heilk II, 1866).

(4) Friedreich. Traité des mal. du cœur, 2e édit. (trad. française de Lorber et Doyon, 1873.)

tement péricardique n'a pu se produire, à plus forte raison a-t-on de la peine à comprendre qu'il puisse se manifester quand les deux feuillets séreux qui glissent l'un sur l'autre ne présentent aucune inégalité; aussi sommes-nous conduits à accepter l'idée de Behier et Hardy, de Friedreich et, sans vouloir contester les faits des observateurs cités plus haut, nous pensons qu'ils sont au moins excessivement rares, et que dans la clinique journalière, ils ne peuvent infirmer en rien l'opinion de ceux qui considèrent le frottement comme un signe certain de péricardite.

Le frottement a reçu différents noms. — Le bruit de frottement, d'après la définition que nous avons adoptée, est un terme générique, il comprend plusieurs variétés de bruits qui reconnaissent tous la même cause, mais qui diffèrent par l'intensité et les caractères ; aussi leur a-t-on donné les noms suivants : bruit de frottement doux ou de frôlement, de frottement rude, de cuir neuf, de râclement; de râpe, de scie ; à ceux-ci, nous ajouterons les variétés que M. Gueneau de Mussy (1) désigne sous les noms de bruit de décollement et de bruit crépitant à saccades répétées et très-rapprochées pendant le systole. Chacune de ces dénominations indique le caractère où l'intensité plus ou moins grande du bruit perçu par l'oreille. On peut se demander pourquoi une même cause produit des effets si différents; cela tient aux conditions du bruit qui ne sont pas toujours les mêmes: pour que celui-ci se produise, le concours de deux éléments est nécessaire: d'une part, la contraction du cœur, de l'autre les rugosités des feuillets du péricarde ; or, plus le cœur battra avec énergie et plus les feuillets de la séreuse seront recouverts de fausses

(1) Gueneau de Mussy. Leçons clin. de l'Hôtel-Dieu, 1874.

membranes dures et saillantes, plus le frottement sera rude et râpeux. Dans des conditions opposées, le bruit deviendra plus faible et pourra s'atténuer au point de simuler le froissement d'une étoffe de soie de taffetas.

Sa fréquence. Le frottement est un symptôme fréquent dans le cours de la péricardite. De ses données statistiques Hache conclut qu'il se manifeste dans la moitié des cas. De notre côté nous avons trouvé une proportion beaucoup plus forte, car sur 102 observations de péricardite ; nous avons trouvé que le frottement existait dans 70 cas, c'est-à-dire dans un peu plus des deux tiers. Cette fréquence montre assez tout l'intérêt qu'on doit attacher à l'étude de ce symptôme.

Moment de son apparition. —A quelle époque de la maladie apparaît le frottement ? Il est difficile de répondre à cette question, d'abord parce que le début de la péricardite étant très-souvent insidieux ou masqué par les symptômes d'une autre affection, il est impossible de saisir le moment précis où l'inflammation envahit l'enveloppe séreuse du cœur ; ensuite parce que les malades ne viennent consulter le médecin que plusieurs jours ou même plusieurs semaines après le début de leur mal, alors qu'il n'est plus possible de savoir à quel moment est né le frottement que l'on constate à l'examen.

Néammoins nous croyons d'après nos recherches que ce symptôme apparaît généralement peu de temps après le début de la maladie. Sur 8 observations que nous avons recueillies et où les signes de l'invasion de la péricardite ont été nettement constatés, le frottement a été entendu 3 fois le lendemain du jour où les malades ont accusé des troubles fonctionnels, 3 fois le 2e jour, 2 fois le 3e jour après le début. Sur ce point nous nous accordons avec Mr Bouillaud, mais nous sommes en opposition avec M. Rambaud lorsqu'il écrit : « Quant au bruit de frottement, de scie, de râpe de cuir, neuf, je ne les ai jamais observés et je ne crois pas qu'on puisse les observer avant le 5e, le 6e et le plus souvent le 7e jour » et nous différons surtout d'avis lorsqu'il ajoute « En résumé les signes fournis par la percussion et l'auscultation ne sont que d'une utilité très-médiocre ou nulle pour le diagnostic de la péricardite aïguë dans sa première période. (1) » Nous ignorons sur quels faits cet auteur appuie son affirmation, car les trois observations contenues dans son travail ne permettent en rien d'affirmer une semblable proposition.

Rapport du bruit de frottement avec le rhythme et les bruits du cœur. — Variétés du frottement péricardique. — Une révolution du cœur comprend deux périodes d'une durée sensiblement égale : une première période d'activité et une deuxième de repos. Pendant la période d'activité on voit se succéder la systole des oreillettes synchrone avec la diastole active des ventricules et la systole des ventricules.

Pendant la période de repos, le cœur entre en état de diastole passive. Or, chacun des deux bruits du cœur répond à une de ces périodes, mais il ne s'entend que pendant une petite partie de la durée de celle-ci. Pendant la période d'activité le premier bruit dû au claquement des valvules auriculo-ventriculaires se produit au commencement de la systole ventriculaire et par conséquent près de la fin de cette première période. Le deuxième bruit résulte du claquement des valvules sigmoïdes et coïncide avec le début de la seconde période. Il en résulte que jamais dans l'état nor-

(1) Rambaud. Revue méd.-chir., 1847, p. 199.

mal il n'y a de coïncidence quant à la durée entre les deux périodes d'une révolution cardiaque et les bruits du cœur.

Au contraire, lorsqu'il se produit un frottement dans le péricarde, la physiologie pathologique nous apprend que c'est le mouvement alternatif de contraction et de dilatation du cœur qui lui donne naissance et qu'il correspond par conséquent aux deux périodes qui constituent une révolution cardiaque. C'est en effet ce qui arrive quand on a affaire à une péricardite sèche avec des fausses membranes résistantes, très saillantes, et quand le cœur se contracte énergiquement, comme on peut le voir dans l'observation 7. Dans ces cas on observe un frottement rude s'entendant sur une large surface, il est à la fois systolique et diastolique et se prolonge aussi longtemps que la révolution cardiaque. Dans cette circonstance les bruits du cœur cessent ordinairement d'être entendus ou sont considérablement masqués par le frottement qui est venu se superposer à eux. C'est là une première variété de frottement remarquable par sa durée et son intensité.

Il faut dire qu'un bruit aussi accentué que le précédent s'observe peu souvent dans la péricardite. Nous l'avons trouvé signalé 7 fois dans 43 cas de péricardite sèche. Soit que le cœur se contracte avec moins d'énergie, soit que les deux surfaces de la séreuse qui sont en contact présentent moins d'aspérités, il arrive parfois que les deux bruits du cœur sont entendus en même temps que le frottement; mais comme celui-ci dépasse en durée les bruits valvulaires, il s'en suit que le frottement se prolonge pendant le petit silence qui sépare ces deux derniers et le bruit du galop se trouve constitué. C'est une deuxième variété de bruit de frottement qu'on peut constater dans le cours de la péricardite avec exsudation fibrineuse. Nous en avons des exemples dans les observations (3. 5). On le rencontre assez rarement, car sur 50 observations que nous avons recueillies, il n'a été noté que trois fois.

Il faut bien se garder de confondre ce bruit avec le bruit de galop résultant d'un dédoublement d'un des claquements valvulaires du cœur, ainsi qu'avec le bruit du galop que M. le professeur Potain a signalé dans le cours de la néphrite interstitielle (1). Ce dernier résulte d'un bruit anormal et intra-cardiaque qui vient s'ajouter aux deux bruits du cœur ; il est présystolique et produit par la diastole ventriculaire opérée avec violence par la contraction auriculaire (Potain).

En résumé, le troisième bruit qui vient s'ajouter aux deux autres pour constituer le rhythme particulier de bruit de galop est dû dans la péricardite à un frottement du péricarde et dans les deux autres cas à un bruit intra-cardiaque.

Quand le frottement péricardique est moins prolongé, il doit se produire au moment où le frottement entre les deux feuillets séreux de son enveloppe est le plus prononcé. Pendant la systole du cœur ce moment répond à la contraction ventriculaire et pendant la diastole au début de celle-ci. Le frottement est alors seulement systolique et diastolique et coïncide avec les bruits du cœur qu'il peut dépasser en durée. Cette troisième variété est fréquente ; nous l'avons trouvée 8 fois sur 21 cas, dans lesquels le moment précis du frottement a été nettement déterminé. Nous en voyons des exemples dans les observations (2. 3. 9. 13. 15).

Enfin dans une quatrième variété, nous rangeons le bruit de frottement qui est uniquement systolique ou diastolique. Cette variété se rencontre souvent ; et nous avons

(1) Potain. Soc. méd. des hôp., 1875. Du bruit de galop.

trouvé que le bruit systolique est plus fréquent que le bruit diastolique. (Obs. I. 4. 11. 12).

C'est à ces variétés du frottement péricardique que sont applicables les différentes qualifications dont nous avons parlé plus haut : bruit de frôlement, de râpe, de scie etc. ; elles en indiquent les caractères et sont utiles pour les différencier des souffles valvulaires.

Quand un frottement du péricarde coïncide avec un bruit du cœur ou un souffle intra-cardiaque, il a pour effet de le dérober à l'oreille de l'observateur ; malgré cela, on arrive dans la majorité des cas à distinguer le bruit intra-cardiaque et le frottement. En effet, si le bruit morbide surajouté aux bruits du cœur est peu intense, l'observateur perçoit facilement l'un et l'autre. Si le frottement est plus fort, l'auscultation attentive et méthodique de la région précordiale permet encore de les reconnaître. Pour arriver à ce résultat, il faut chercher le bruit intra-cardiaque (claquement valvulaire ou souffle) au niveau des foyers d'auscultation du cœur ; et le frottement péricardique au niveau de ses foyers d'élection.

Nous ne parlerons point maintenant des foyers d'auscultation du cœur qui sont parfaitement connus et sur lesquels nous aurons d'ailleurs l'occasion de revenir ; ce qui va nous occuper, c'est le frottement péricardique considéré dans son siége.

Siége du frottement. — Cette question sur laquelle M. Constantin Paul a insisté récemment, a été peu étudiée jusqu'à présent. Le frottement péricardique a pour caractère de ne pas se propager au-delà du lieu où il se produit, ce qui permet de délimiter facilement le point de la région précordiale qu'il occupe. Grâce à des observations assez nombreuses (30), ainsi qu'à celles qui nous ont été communiquées par M. Letulle, nous croyons pouvoir établir que dans la péricardite avec exsudation fibrineuse : 1° On peut observer trois foyers différents de production du frottement que nous désignerons sous les noms de foyer supérieur, moyen, et inférieur. 2° Quand la péricardite est généralisée, très intense, que les mouvements du cœur sont énergiques, le bruit s'entend dans toute la région précordiale, mais son maximum d'intensité correspond ordinairement au foyer moyen et quelquefois au foyer inférieur. C'est dans des cas semblables qu'on perçoit le frémissement vibratoire (Voir Obs. 2, 7, 9). 3° Quand le frottement diminue d'intensité, il tend à se localiser au niveau de l'un des foyers que nous avons indiqués.

Foyer supérieur. — (Obs. 4. 8. 10. 12). — Le foyer supérieur répond au sommet du triangle péricardique, et c'est dans le deuxième espace intercostal gauche, près du sternum qu'on doit rechercher le signe de la péricardite. Les sinuosités que décrit le péricarde en ce point et surtout l'inégalité des surfaces auriculaires du cœur en ont fait un lieu d'élection pour la production de ce bruit. La manifestation du frottement au niveau de ce foyer peut avoir lieu dans la péricardite partielle, qu'elle soit simple ou consécutive à une lésion aortique (1), ou encore au début d'une péricardite généralisée.

Quand un épanchement se forme dans la séreuse qui enveloppe le cœur, il remonte peu à peu de bas en haut en faisant disparaître le frottement et c'est le foyer supérieur qui disparaît le dernier. Le frottement peut donc exister avec l'épanchement, ce qui se rencontre assez souvent ; et c'est ce qui nous a fait dire en étudiant la pathogénie de ce

(1) Voir H. Léger. Etude sur l'aortite aiguë, 1877, Paris.

symptôme qu'il n'était pas toujours le signe d'une péricardite sèche. Tout ce que l'on peut dire, c'est qu'il y a des rugosités, des fausses membranes sur la séreuse dans le point où on l'entend. Souvent moins rude que celui que l'on perçoit aux autres foyers d'auscultation, ce signe siégeant à la base du cœur, ne laisse pas que d'avoir dans certains cas une rudesse remarquable.

Foyer moyen. — (Obs. 2, 3, 9, 13). Le foyer moyen occupe la partie la plus interne du troisième espace intercostal gauche ainsi que le bord correspondant du sternum. Telle est la conclusion que nous avons pu tirer des observations prises dans le but de déterminer la localisation du frottement (1). Il est vrai que dans plusieurs, le siége du symptôme que nous étudions n'est point indiqué avec autant de précision ; mais dans toutes, nous avons noté que le maximum d'intensité répondait au niveau du ventricule droit ; or, on n'a qu'à regarder la figure qui représente les rapports du cœur avec la paroi thoracique pour voir que c'est justement le point que nous indiquons comme étant le siége du foyer moyen, qui répond à la partie la plus saillante du ventricule droit. La physiologie nous apprend aussi que c'est cette région du cœur qui, dans les mouvements de l'organe affecte les rapports les plus étendus et les plus intimes avec la paroi thoracique ; nous ne devons donc point nous étonner que ce soit là un lieu d'élection pour la production du bruit morbide. Ce siége du frottement est fréquent, on l'observe dans plus de la moitié des cas et presque toujours lorsque la péricardite

(1) C'est aussi grâce à 7 observations que M. Constantin Paul a prises dans le but d'étudier le point maximum d'intensité du frottement et qu'il a bien voulu nous communiquer, que nous avons pu déterminer d'une manière précise les foyers d'auscultation de ce bruit morbide.

est généralisée. Quand il en est ainsi, on peut le percevoir dans une grande étendue, souvent dans toute la région précordiale, mais son maximum d'intensité est au niveau du troisième espace intercostal gauche. Ordinairement c'est un bruit fort, rude, systolique et diastolique.

Foyer inférieur. — (Obs. 1. 6. 7. I). Le foyer inférieur répond à la base de l'appendice xiphoïde et non à la pointe du cœur comme cela arrive pour le foyer d'auscultation des souffles dùs aux lésions mitrales. Ce lieu d'élection répond encore au ventricule droit, mais à son bord inférieur. Deux fois seulement il y a eu exception à cette règle parmi toutes nos observations : le frottement siégeait à la pointe, et dans chacun de ces faits, l'exsudation pseudo-membraneuse était très épaisse et très rugueuse (Obs. 7).

Un fait qui nous a frappé, c'est de voir des taches laiteuses très saillantes que l'on rencontre souvent dans les autopsies et qui siégent sur la face antérieure ventriculaire du cœur, principalement au niveau de la pointe, ne donner lieu que rarement pendant la vie à des symptômes. Ces faits qui paraissent contradictoires avec ce que nous savons sur la péricardite, ne le sont qu'en apparence, et nous pensons pouvoir les expliquer ainsi qu'il suit : Dans quelques cas la plaque laiteuse est le résultat d'une péricardite circonscrite fibrineuse et elle donne lieu à un frottement. D'autres fois la plaque est le résultat d'une irritation mécanique prolongée, portant sur la surface du cœur et produisant une hyperplasie du tissu conjonctif sous-péricardique ; le revêtement épithélial du péricarde passe alors par dessus ; la plaque quoique saillante reste parfaitement unie, et il n'y a aucune raison pour qu'il se produise un frottement. Ces deux lésions ont été nettement distinguées par Friedreich.

Autres caractères du frottement. — Si le symptôme qui nous occupe était toujours très-accentué, s'il donnait à l'oreille la sensation de deux surfaces frottant l'une contre l'autre, le diagnostic serait facile ; mais malheureusement il n'en est pas toujours ainsi, et il arrive quelquefois qu'il simule à s'y méprendre un bruit de souffle intra-cardiaque et ce n'est que par une analyse minutieuse qu'on parvient à les distinguer l'un de l'autre.

Un autre caractère du bruit de frottement, c'est d'être renforcé par la pression qu'on exerce sur la région précordiale avec l'oreille ou avec le stéthoscope (1). (Obs. 3). De même quand on ausculte le malade dans la position horizontale puis dans la position verticale, on constate habituellement un renforcement du bruit dans cette position (2). (Obs. 4).

Dans les deux cas précédents, l'augmentation dans l'intensité du frottement tient à la même cause ; au rapport plus intime de la face antérieure du cœur avec la paroi thoracique.

Règle générale : le frottement péricardique ne se propage pas au-delà du lieu où il prend naissance. Sur 50 observations nous n'avons rencontré que 3 exceptions à cette règle. Dans deux faits rapportés par M. Bouillaud le frottement se propageait dans le dos du côté de la colonne vertébrale. Dans le troisième que nous devons à M. Constantin Paul, il s'entendait à 3 ou 4 centimètres au-dessous du triangle péricardique ; dans tous le bruit était très fort au

(1) Barthez et Rillet ont constaté ce fait chez deux malades. Graves le signale aussi dans ses leçons cliniques.

(2) Gueneau de Mussy admet ce fait dans le cas où il y a de l'épanchement dans le péricarde ; mais il dit ce qui paraît contestable que dans quelques cas de péricardite sèche, la pression avec le stéthoscope a pour résultat de diminuer le frottement.

niveau de la région précordiale (Obs. 7). Il faut admettre dans les deux premiers cas la transmission du son en arrière de la poitrine se faisant par l'intermédiaire des organes contenus dans le médiastin et par la colonne vertébrale. Dans le troisième elle se faisait au-dessous du péricarde par l'intermédiaire du foie.

En terminant, nous signalerons le frémissement vibratoire qui accompagne quelquefois le bruit du frottement et qui reconnaît la même cause que lui.

Pronostic. — D'après l'étude du frottement, il est impossible de juger de la gravité de la péricardite. La cause de la maladie, les conditions au milieu desquelles elle se développe, l'état du muscle cardiaque sont autant de considérations auxquelles on doit surtout avoir égard pour porter un pronostic. Ce que l'on peut dire du frottement, c'est que si on le rencontre quelquefois dans des cas graves de péricardites, c'est un symptôme à peu près constant dans la forme la plus bénigne de la maladie ; la péricardite sèche.

Moins sérieux s'il est limité et d'un timbre peu rude, ce signe physique le sera davantage s'il est très-étendu et râpeux parce qu'il indiquera alors une péricardite généralisée et intense. Mais pour l'apprécier à sa juste valeur, il faut avoir soin de le dégager des causes étrangères capables d'en modifier les caractères. Parmi celles-ci les unes en augmentent l'intensité, les autres au contraire tendent à l'affaiblir ou à le faire disparaître. Dans la première caté gorie nous noterons l'hypertrophie du cœur (1). Dans la deuxième nous avons l'emphysème pulmonaire, lorsque les languettes du poumon s'étendent au devant du cœur,

(1) Graves. Clin. méd. Leçons sur la péricardite, ouvrage cité.

la formation d'un épanchement dans le péricarde, la déchéance fonctionnelle du cœur (1).

Marche. Durée. Terminaison. — Le frottement apparaît subitement et si l'inflammation se généralise à tout le péricarde, il gagne rapidement en étendue et en force. Il change de caractère à des courts intervalles et nous avons vu que son maximum d'intensité se déplaçait de manière à occuper tantôt un foyer tantôt un autre. Quand un épanchement abondant envahit le péricarde, le frottement disparaît de bas en haut puis complètement. Quand l'épanchement diminue, les deux feuillets séreux reviennent au contact l'un de l'autre et le frottement apparaît de nouveau.

Sa durée est variable comme la maladie dont il est le symptôme; il cesse d'être perçu au bout de quelques jours quand la lésion est peu prononcée et marche rapidement vers la guérison. Au contraire on peut l'entendre pendant des semaines et même bien plus longtemps encore lorsque les produits inflammatoires s'organisent au lieu de se résorber.

La disparition définitive du frottement a lieu par le fait de la guérison complète de la péricardite ou bien parce que la maladie est passée à l'état chronique et qu'il s'est formé une symphyse cardiaque ou un épanchement abondant qui durera autant que la vie du malade (Obs. XVI).

Diagnostic. — L'étude que nous venons de faire du frottement permet aisément d'en faire le diagnostic; mais ce qui doit nous occuper maintenant, c'est le diagnostic différentiel de ce symptôme.

(1) Voir Durand-Fardel. Obs., p. 647. Traité clin. et prat. des mal. des vieillards.

1° *Diagnostic avec les bruits de souffle du cœur.* — Dans les observations que nous avons parcourues, nous n'avons que rarement rencontré de cas où on ait éprouvé de la difficulté pour différencier le frottement du bruit de souffle ; cependant il y a parfois des difficultés réelles, et nous nous rappelons avoir vu dans le service de notre maître, M. le professeur Vulpian, un malade présentant un bruit de frottement péricardique au niveau de la base du cœur qu'il était très-facile de confondre au premier abord avec un souffle intra-cardiaque. D'ailleurs tous les auteurs signalent la possibilité d'une pareille confusion, et c'est d'après eux que nous allons mettre en opposition les caractères de l'un et de l'autre bruit.

Dans la péricardite le frottement se manifeste subitement, tandis que dans une maladie des valvules résultant d'une endocardite, le souffle n'arrive pas aussi promptement à produire un bruit intense ; et on constate habituellement un ou plusieurs jours auparavant une modification dans les bruits du cœur : ceux-ci sont plus sourds, plus prolongés qu'à l'état normal et ce n'est qu'au bout d'un temps variable mais relativement assez long que le souffle acquiert une rudesse aussi grande que celle du frottement. C'est en s'appuyant principalement sur ce signe différentiel des deux bruits que M. Bucquoy est parvenu à reconnaître une péricardite chez un malade rhumatisant qui présentait à l'auscultation un bruit de frottement au deuxième temps et à la base du cœur simulant un souffle diastolique (1).

Lorsque le souffle de l'endocardite n'est pas très-rude, ses caractères intrinsèques ne sont pas les mêmes que ceux du bruit de frottement péricardique : Le premier est un

(1) Voir Bucquoy. Leçons clin. sur les mal. du cœur, 1873, p. 161.

bruit liquidien, et, comme le dit M. le professeur Jaccoud, c'est un bruit filé, uniforme, arrondi ; le second au contraire donne à l'oreille la sensation de deux surfaces rugeuses qui frottent l'une contre l'autre, il est inégal, aplati. En outre le souffle paraît situé plus profondément, ne se déplace pas et conserve longtemps le même timbre et la même force. Le frottement est plus superficiel, il se déplace assez souvent et paraît être transmis par les parois osseuses de la poitrine ; enfin il reste peu de temps sans se modifier dans ses caractères.

Le souffle remplace un des bruits normaux du cœur et se produit par conséquent toujours au même moment par rapport au rhythme cardiaque. Le frottement lui aussi peut être systolique ou diastolique, mais il ne présente pas un isochronisme régulier avec les bruits du cœur.

Le frottement est plus fort dans la position assise tandis que les bruits de souffle sont plus éclatants et plus rudes dans la position horizontale.

Nous savons que les bruits de souffle du cœur ainsi que le frottement péricardique ont des lieux d'élection où on perçoit leur maximum d'intensité. Dans certains cas ce foyer d'auscultation n'est pas le même pour le souffle et pour le frottement, ce qui permet de les distinguer l'un de l'autre ; d'autres fois les deux foyers occupent le même point de la région précordiale et bien que ce caractère différentiel fasse défaut, nous avons encore le mode de propagation particulier au bruit de souffle qui empêche de le confondre avec le frottement. Nous ne voulons point entrer dans l'étude détaillée des souffles auxquels donnent lieu les lésions organiques du cœur (1) ; nous rappellerons seulement que les souffles se propagent dans certaines directions déter-

(1) Voir Dict. de méd. et de chir. prat., t, VIII, art. *Cœur.*

minées, tandis que le frottement ne se propage pas, il meurt où il naît. Nous avons trouvé quelques rares exceptions à cette règle, mais si nous nous reportons à ce que nous avons dit de ces faits, nous voyons que la propagation du bruit de frottement qui se fait par des parties dures comme la colonne vertébrale, ne ressemble en rien au mode de propagation des souffles.

C'est surtout quand le point maximum d'intensité du bruit morbide se localise à la base qu'on peut se demander si on a affaire à un frottement ou à un souffle : or si le bruit se passe dans le péricarde, il ne sera ordinairement pas assez intense pour se propager au-delà des limites de cet organe ; au contraire si c'est un souffle, il sera le plus souvent produit par une lésion de l'orifice aortique, insuffisance ou rétrécissement, et dans ce cas il se propage dans l'aorte et les artères du cou. Le retrécissement ou l'insuffisance de l'artère pulmonaire donnent lieu à un bruit de souffle dont le point maximum répond au deuxième espace intercostal ; mais outre que ces lésions sont très-rares, le souffle du rétrécissement de l'artère pulmonaire se propage obliquement de bas en haut vers la clavicule gauche et le bruit de l'insuffisance de cette même artère se propage vers le ventricule droit; ces caractères suffiraient donc encore pour le reconnaître.

Quand le bruit morbide s'entend plus distinctement qu'ailleurs vers l'extrémité inférieure du sternum, il est ordinairement bien accentué et ses caractères intrinsèques permettent de reconnaître si on se trouve en présence d'un souffle ou d'un frottement. De plus, on sait que le foyer d'auscultation du frottement n'est pas le même que celui du souffle ; il ne siége pas à la pointe, mais bien au niveau de la base de l'appendice xiphoïde. Enfin il faut aussi se rappeler le mode de propagation des bruits de souffle de la pointe et voir dans quelle catégorie on doit ranger celui qu'on observe.

Diagnostic avec les bruits extra-cardiaques (1). — 1° Les bruits extra-cardiaques peuvent simuler un souffle endocardique et prendre naissance dans le poumon. 2° Ils peuvent présenter les caractères d'un frottement péricardique et dépendre alors d'exsudats pleuraux voisins du cœur.

Ces bruits se font entendre le plus souvent et avec le plus d'intensité au niveau de la pointe du cœur, ce qui s'explique par le fait qu'ils prennent naissance dans la lame du poumon gauche qui recouvre le sommet de cet organe. Le diagnostic différentiel de la première variété de ces bruits et du frottement péricardique reposera sur les considérations suivantes : le souffle extra-cardiaque est remarquable par son inconstance, il disparaît et reparaît à plusieurs reprises, il diminue beaucoup quand on fait passer le malade de la position horizontale à la position assise ; il diminue également quand le malade fait un effort violent, enfin si on le fait cesser de respirer pendant un court moment, au bout de cinq à six pulsations du cœur, le souffle disparaît. Nous n'observons rien de semblable dans le frottement péricardique ; bien au contraire, les meilleurs moyens employés pour augmenter le frottement, sont justement ceux qui tendent à faire disparaître le souffle. Nous répeterons en outre que le frottement péricardique avec maximum d'intensité à la pointe est tout à fait exceptionnel.

Le diagnostic du frottement avec la seconde variété est

(1) Voir Cuffer. Progrès médical, 1877. — Kuessner. Beiträge zur Keuntniss der accidentellen Herzgeräusche (Deutsch Arch. f. klin. med., vol. XVI, p. 19).

plus difficile, d'abord parce qu'ils ont tous les deux le caractère d'un frottement; ensuite parce que l'arrêt de la respiration ne modifie pas le bruit extra-cardiaque, vu qu'il est produit par l'impulsion de la pointe du cœur. Cependant on sera conduit à admettre un bruit extra-cardiaque plutôt qu'un frottement du péricarde si ce bruit siégeant à la pointe du cœur n'occupe qu'une petite étendue, s'il persiste longtemps avec les mêmes caractères et si on n'a jamais constaté chez le malade d'autres signes de péricardite.

Diagnostic avec le frottement pleural. — Le frottement pleural qui apparaît dans une région voisine du péricarde peut être distingué très-facilement du frottement péricardique. Le premier est isochrone avec les mouvements de la respiration, le second avec ceux du cœur ; alors si dans un cas où on entend un frottement, on fait suspendre un instant la respiration et qu'il disparaisse, cela indique qu'il se passe dans la plèvre, car un frottement du péricarde ne subirait aucune modification dans de pareilles conditions. Ajoutons encore que le frottement pleural s'entend souvent bien au-delà des limites du péricarde et qu'il coïncide avec d'autres signes de pleurésie.

Diagnostic avec l'hydro-pneumo-péricarde. — Le plus souvent des phénomènes de péricardite précèdent l'hydro-pneumo-péricarde ; on ne doit donc pas s'étonner de trouver dans bien des cas un frottement accompagnant les signes de cette affection. (Obs. XVII.)

A l'auscultation l'hydro-pneumo-péricarde nous est révélé par un bruit de gargouillement à timbre métallique qui est le même que le bruit de roue de moulin de MM. Bouillaud et Bricheteau. C'est un phénomène tout différent du bruit de frottement et qui ne saurait être confondu avec lui. D'ailleurs il s'accompagne d'autres signes très-remarquables ; d'une sonorité anormale de la région précordiale allant jusqu'au tympanisme avec timbre de pot fêlé, d'affaiblissement des bruits normaux du cœur avec exagération du bruit de frottement préexistant ; et parfois (dans le cas de pneumo-péricarde par perforation) d'une douleur vive à la région précordiale et de palpitations violentes (1). Tous ces symptômes joints au bruit de moulin permettent facilement de reconnaître cette maladie qui souvent n'est qu'une complication de la péricardite.

CONCLUSIONS.

1° Le frottement péricardique est produit par le mouvement de va-et-vient qu'exécute pendant les mouvements rhythmiques du cœur le feuillet viscéral du péricarde sur le feuillet pariétal ;

2° Le frottement est un signe pathognomonique de la péricardite ;

3° C'est un symptôme fréquent, on le rencontre dans un peu plus des deux tiers des cas ;

4° Il apparait peu de temps après le début de l'inflammation de la séreuse ;

5° Le frottement par rapport au rhythme et aux bruits du cœur présente des modes de manifestation différents qui peuvent se réduire à quatre variétés : Première. Il couvre les deux bruits du cœur et s'entend sur une grande étendue pendant tout le temps que durent les deux phases de la révolution cardiaque ; Deuxième. Il constitue le bruit de

(1) Jaccoud. Note ajoutée à la traduction des cliniques de Graves.

galop en se prolongeant pendant le petit silence. Troisième. Il est systolique et diastolique chaque bruit étant séparé le l'autre par un silence ; c'est la variété la plus fréquente. Il peut ne pas y avoir synchronisme parfait entre le frottement et les bruits du cœur. Quatrième. Il est seulement systolique ou diastolique ; le frottement systolique s'observe plus souvent.

6° Le point maximum d'intensité du frottement a trois siéges différents au niveau de la région précordiale ; on peut les désigner sous les noms de foyer supérieur, moyen, inférieur. Leur connaissance est importante d'abord pour caractériser le frottement, ensuite pour en faire le diagnostic différentiel.

7° Le frottement péricardique a des caractères intrinsèques qui permettent de le reconnaître ; mais quelquefois il ressemble à un bruit de souffle endocardique et ce n'est que par une étude attentive du phénomène et une connaissance exacte des caractères de chacun de ces bruits qu'on parvient à les distinguer l'un de l'autre.

8° La seule étude du frottement ne permet pas de juger de la gravité de la péricardite, cependant grâce aux caractères que présente ce frottement on peut apprécier son intensité et son étendue ; mais pour que ce signe ait une valeur réelle il faut le dégager de toutes les causes capables de modifier ses caractères.

9° La disparition du frottement survient par le fait de la guérison complète de la péricardite, ou bien parce qu'il s'est formé une symphyse cardiaque ou un épanchement abondant dans la péricarde.

10° Le diagnostic du frottement doit être fait avec les souffles intra-cardiaques, extra-cardiaques, le frottement pleural et l'hydro-pneumo-péricarde.

III. — *Du souffle dans la péricardite.*

Le bruit de souffle qu'on observe dans la péricardite est un bruit liquidien suivant l'expression de Monneret, il appartient à la variété des souffles intra-cardiaques que nous nous sommes appliqué à distinguer du bruit du frottement. Il a été signalé par Latham, Hope, Stokes, Bellingham, Bouillaud, et interprété différemment par les auteurs. Les uns l'ont attribué à la rapidité du sang poussé par le cœur irrité (Hope), d'autres à une endocardite concomitante (Bouillaud), d'autres enfin à une pression exercée sur le cœur par l'épanchement péricardique. Pour apprécier la part de vérité qui revient à chacune de ces explications et pour arriver à avoir une opinion bien nette sur la question qui nous occupe, il importe de considérer ce phénomène dans les différentes phases que peut parcourir la péricardite ; aussi l'étudierons-nous à quatre moments différents du cours de cette maladie : 1° lorsque la péricardite est sèche ou avec un très-faible épanchement ; 2° quand l'épanchement est abondant ; 3° quand l'inflammation passe à l'état chronique et que le péricarde renferme du liquide ; 4° lorsque la péricardite devenant chronique se termine par adhérences.

A. — Dans le premier cas, le cours du sang sans aucun doute est accéléré, mais est-ce là une cause suffisante pour produire un bruit de souffle ? Nous ne le croyons pas ; il n'y a aucune raison pour qu'il se manifeste, et d'ailleurs il est d'autres maladies où le sang circule avec une grande rapidité et où on ne constate aucun souffle au cœur, par exemple dans l'hypertrophie cardiaque sans lésion valvulaire, dans les fièvres. Nous ne voyons pas pourquoi il se produirait plutôt dans la péricardite que dans ces affections.

L'endocardite au contraire donne lieu à des souffles intra-cardiaques et c'est une complication très-fréquente de la péricardite; elle survient soit sous l'influence d'une même cause générale : le rhumatisme, ainsi que les travaux et les observations de M. Bouillaud en font foi, soit par propagation du travail inflammatoire du péricarde à l'endocarde. Alors les deux lésions sont simultanées. Nous en avons du reste la preuve dans la persistance du souffle après la guérison de la péricardite et aussi dans les cas où l'observation des malades a été suivie d'autopsie.

Nous admettons donc que dans l'immense majorité des cas cette complication est la cause du souffle qu'on entend dans la péricardite. Toutefois un souffle anémique de la base peut naître dans le cours d'une inflammation du péricarde, la diathèse rhumatismale étant toujours la cause de ces deux manifestations.

B. — Lorsque le liquide devient abondant dans le péricarde, il en résulte, comme nous l'avons vu, un affaiblissement des battements et des bruits du cœur; les souffles organiques suivent la même marche et ont de la tendance à s'affaiblir et à disparaître à mesure que l'épanchement augmente. Mais, a-t-on dit, cette accumulation de liquide peut avoir un deuxième effet; il peut en résulter une compression des gros vaisseaux de la base du cœur, d'où un souffle. Il n'est pas irrationnel d'admettre ce mécanisme, mais c'est certainement une cause bien rare du bruit de souffle dans la péricardite. Racle en cite un cas. Dans nos observations, nous avons également trouvé un fait pouvant s'expliquer de cette façon ; mais à côté de celui-ci, il y en a un assez grand nombre d'autres où un épanchement abondant n'a donné lieu à aucun bruit anormal. D'ailleurs presque toujours le seul effet qui résulte de cet épanchement est une diminution ou une disparition des signes stéthoscopiques. Pour s'en convaincre, on n'a qu'à se reporter aux observations consignées à la fin de notre travail.

C. — Si une médiocre quantité de liquide reste stationnaire dans le péricarde, la maladie finit par passer à l'état chronique ; alors le myocarde s'altère, il subit la dégénérescence graisseuse, le cœur prend une couleur feuille morte, devient flasque, est impuissant à lutter contre la pression sanguine, se laisse dilater passivement et on assiste en définitive à des phénomènes d'asystolie (1). Dans de pareilles conditions il peut apparaître un bruit de souffle symptomatique d'une insuffisance relative de la tricuspide ainsi que l'a démontré M. le professeur Parrot (2). Dans ce cas la péricardite n'agit que comme cause indirecte.

D. — Quand la maladie se termine par l'adhérence des deux feuillets du péricarde, cette nouvelle condition a pour l'état du cœur des résultats opposés. Le plus souvent, 40 fois sur 48 d'après Beau (*Arch. Gén. de médecine*, 1836), il survient une augmentation de volume de l'organe. Quelquefois le cœur reste normal ; d'autres fois il s'atrophie, Kennedy cite 5 cas semblables. Enfin il peut se dilater sans s'hypertrophier. Ces altérations n'apparaissent ordinairement qu'au bout d'un temps assez long ; mais la dilatation du cœur survient promptement si la fibre muscu-

(1) Voir Dict. de méd. et chir. prat., art. *Péricardite*, t. XXVI.

(2) Parrot. Arch. gén. de méd., Avril, Mai 1865, Août 1866.

laire est déjà malade et l'insuffisance des orifices s'accompagnant de souffles en est la conséquence. M. le professeur Jaccoud, dans une note ajoutée aux cliniques de Graves, cite l'observation très-remarquable d'un homme qui avait une oblitération du péricarde et chez lequel il a constaté deux bruits de souffle au cœur indépendants de lésions valvulaires et engendrés par l'insuffisance des orifices. Voici le fait en quelques lignes : le malade présente un pouls inégal, un premier bruit de souffle rude à la pointe et au premier temps; un deuxième bruit à la base doux prolongé (diagnostic : insuffisance mitrale avec rétrécissement probable, insuffisance aortique). Remarquant quelques jours après une ondulation épigastrique notable avec un retrait de la paroi abdominale au-dessous des fausses côtes gauches à chaque systole et cela avec persistance, il diagnostiqua une symphyse cardiaque. Quand le malade mourut, on trouva bien la symphyse mais sans lésion valvulaire. Le cœur était dilaté sans hypertrophie et les bruits anormaux résultaient de l'insuffisance des orifices produite par la péricardite.

Bien que cette symphyse cardiaque ne fut pas toute récente, cette observation prouve clairement qu'une dilatation du cœur suffit pour produire l'insuffisance des orifices et des souffles.

Grâces aux divisions que nous avons établies dans notre étude, nous croyons avoir éclairci la pathogénie des souffles qu'on peut entendre dans la péricardite et c'était là le point le plus important de ce chapitre.

Le siége du souffle n'a rien de particulier qui mérite d'être signalé, il peut occuper la base, la pointe ou les foyers d'auscultation des orifices du cœur droit absolument comme les souffles de l'endocardite; les autres caractères sont également semblables dans les deux cas et il est à peu près impossible de les distinguer. Du reste il ne faut pas oublier que l'endocardite peut survenir dans les cas où la péricardite donne naissance à des souffles.

Néanmoins il serait permis de rattacher le souffle à une compression des vaisseaux de la base par l'épanchement si, en même temps que le liquide envahit le péricarde, on le voyait apparaître au foyer d'auscultation de l'artère pulmonaire, parce qu'on sait combien sont rares les lésions de l'endocarde en ce point. De même si avec un affaiblissement des battements du cœur il survenait un souffle tricuspidien dans le cours de la péricardite, on pourrait diagnostiquer une insuffisance de l'orifice auriculo-ventriculaire droit, résultant d'une altération du muscle cardiaque. Si on entend le souffle au niveau des foyers d'auscultation du cœur gauche, aucun caractère ne permet d'affirmer qu'il dépend plutôt de la péricardite que de toute autre cause (1).

L'inconstance du souffle dans l'inflammation du péri-

(1) Nous donnons ici d'après M. M. Raynaud les foyers d'auscultation des souffles dans les maladies du cœur :

1° Rétrécissement aortique : souffle systolique, le maximum d'intensité s'étend depuis l'insertion sternale du troisième cartilage costal gauche jusqu'au deuxième espace intercostal droit. Il se propage dans les vaisseaux du cou.

2° Insuffisance aortique : souffle diastolique avec maximum d'intensité dans le troisième espace intercartilagineux droit et dans la portion correspondante du sternum.

3° Rétrécissement mitral : souffle présystolique, maximum d'intensité à la pointe du cœur.

4° Insuffisance mitrale : souffle systolique avec maximum d'intensité à la pointe.

5° Rétrécissement de l'artère pulmonaire : souffle systolique avec maximum d'intensité à la partie la plus interne du deuxième espace intercostal gauche ; il se propage dans la direction de l'artère pulmonaire.

6° Insuffisance valvulaire de l'artère pulmonaire : souffle diastolique doux ayant sont maximum d'intensité à la partie la plus interne du deuxième escarde et la difficulté qu'on éprouve à le rattacher à sa véritable cause font que ce symptôme n'a qu'une importance médiocre dans l'étude de cette maladie.

CONCLUSIONS.

1° Le souffle qu'on observe dans la péricardite est un bruit intra-cardiaque.

2° Dans la péricardite sèche ou avec un très-faible épanchement, le bruit de souffle est dû à une endocardite concomitante. L'accélération du cours du sang dans le cœur est insuffisante pour le produire.

3° Quand le liquide est abondant, la compression qu'il exerce sur les gros vaisseaux de la base du cœur peut donner lieu à un souffle. Ces cas sont rares.

4° Si la péricardite avec faible épanchement devient chronique, le muscle cardiaque s'altère et on peut voir apparaître consécutivement à cette lésion un souffle d'insuffisance relative de la tricuspide.

5° Lorsque la péricardite se termine par des adhérences, la dilatation du cœur sans hypertrophie est une des conséquences fâcheuses qui peuvent en résulter. Cette altération produit l'insuffisance des orifices et par suite des souffles. Telle est la pathogénie des bruits de souffle qu'on peut entendre dans le cours de la péricardite. Toutefois nous ne devons pas oublier que l'endocardite peut dans

pace intercostal gauche; il se propage dans la direction du ventricule droit.

7° Rétrécissement auriculo-ventriculaire droit : sourd murmure diastolique suivi d'un souffle présystolique dans la région du cœur droit.

8° Insuffisance triscupide : souffle systolique avec maximum d'intensité à la partie inférieure du sternum entre les insertions droite et gauche des cinquièmes cartilages costaux.

tous les cas précédents donner lieu elle-même à des souffles.

6° Les caractères du souffle ne permettent pas de dire s'il appartient à la péricardite plutôt qu'à l'endocardite. Le siége qu'il occupe et le moment auquel il apparaît sont les seuls signes qui puissent quelquefois les faire reconnaître.

7° Le souffle dans la péricardite est un symptôme de peu de valeur.

CHAPITRE VII

DU POULS.

Dans quelques maladies du cœur, dans les lésions mitrales et aortiques, le pouls offre des caractères tellement spéciaux qu'il devient presque un signe pathognomonique de ces affections. Au contraire dans la péricardite il n'a rien de particulier, il présente les plus grandes variations suivant les cas; de sorte qu'il est à peu près impossible de faire une description régulière de ce symptôme. Cependant après la lecture d'un certain nombre d'observations nous avons remarqué que les caractères du pouls variaient avec chaque période de la péricardite lorsqu'elle est dégagée de toute complication. Au début il augmente de fréquence et peut atteindre plus de 120 pulsations à la minute, il est fort, vibrant. C'est quelquefois le premier symptôme de la maladie (Graves). Au moment où la péricardite passe à la deuxième période d'épanchement, ce qui arrive au bout d'un temps variable et parfois très-court, le pouls perd de sa force, et quand l'épanchement est abondant il devient petit, faible, très-souvent irrégulier et intermittent tout en conservant sa fréquence. A la troisième période si la maladie marche vers la guérison, le pouls se relève, se régularise à mesure que l'épanchement diminue. Si l'état chronique s'établit pendant qu'il reste du liquide dans le péricarde, il devient de plus en plus faible, filiforme, irrégulier jusqu'au moment de la mort qui est le terme ultime de cette troisième période.

Ces caractères du pouls reflètent fidèlement l'état du cœur que nous avons constaté à l'auscultation et ils reconnaissent la même cause; mais avouons de suite que beaucoup de faits ne peuvent entrer dans cette description, et les exceptions sont bien plus nombreuses dans les cas de péricardite sèche que dans ceux de péricardite avec épanchement. Cela tient à ce que les causes capables de modifier les caractères du pouls sont plus ou moins constantes. En effet, quand un liquide s'accumule dans l'enveloppe séreuse du cœur, nous savons quelle en est la conséquence : contre-pression sur le cœur, diminution de la pression artérielle, affaiblissement du pouls, voilà un résultat qui sera presque toujours constant. Ajoutons l'altération très-fréquente du myocarde qui agit dans le même sens, et nous avons l'explication des caractères du pouls et de leur similitude dans un grand nombre de cas à cette période de la maladie. Au contraire, dans la péricardite sèche le pouls est en rapport avec l'état du cœur, et cet état peut être modifié par la fièvre, par une lésion organique antérieure, par une endocardite, une myocardite, par l'influence du système nerveux; c'est pourquoi il présente des caractères si variables dans cette forme de la maladie.

Caractères variés du pouls. — Il importe de nous arrêter un moment sur les caractères variés que peut présenter le pouls dans le cours de la péricardite.

L'augmentation de la force et de la fréquence des pulsations est quelquefois l'effet de la péricardite qui retentit sur le cœur ; mais souvent cette inflammation ne détermine pas une réaction aussi vive, et les modifications du pouls sont dues à une maladie antérieure. Dans ces cas, la péricardite manque de signes révélateurs, les phénomènes fébriles n'augmentent pas d'intensité au moment de l'invasion de la phlegmasie secondaire.

La faiblesse du pouls avec des irrégularités et des intermittences s'observe fréquemment dans la péricardite. L'épanchement, comme nous l'avons dit, joue le principal rôle dans la production de ce phénomène et d'après Debest de Lacrousille lui seul serait en cause (1).

Stokes en invoque une autre : En étudiant l'affaiblissement du cœur dans la péricardite, il se pose la question de savoir si ce symptôme ne serait pas, comme quelques-uns l'admettent, le résultat de la pression exercée sur le cœur par l'épanchement. Il écarte cette idée, et admet l'affaiblissement de la vitalité du myocarde à la suite de l'inflamation d'un tissu placé en contact avec lui. Il cite à l'appui de sa théorie la distension des muscles intercostaux dans la pleurésie.

Nous pensons que le péricarde enflammé produit un affaiblissement de la vitalité du cœur non-seulement par contact, mais encore par l'altération des fibres musculaires qu'il détermine. En effet la myocardite est très-fréquente dans la péricardite (elle existe dans la moitié des cas d'après Wagner), et on peut constater que la dégénérescence du muscle accompagne l'inflammation de la séreuse en marchant des couches superficielles vers les couches profondes. En somme l'épanchement et la myocardite agissent de concert dans la majorité des cas, pour amener l'affaiblissement du cœur et du pouls ; et on aurait tort de nier la part d'influence qui revient soit à l'une soit à l'autre de ces deux causes. Ce que nous venons de dire s'applique à la péricardite avec épanchement ; mais lorsqu'elle est sèche, la lésion du myocarde suffit pour expliquer la petitesse et

(1) Debest de Lacrousille. Péricardite hémorrhagique. Th. 1855.

l'irrégularité du pouls qu'on rencontre quelquefois (Obs. XXVIIe.)

Si la péricardite survient chez un individu atteint de lésion valvulaire du cœur, constamment le pouls offre le caractère que noue signalons. La gêne de la circulation intra-cardiaque nous rend compte de ce fait.

L'inflammation du péricarde s'accompagne chez certains malades de douleurs très-violentes (1). Au moment de la crise douleureuse, le pouls devient très-faible et irrégulier ainsi que les battements du cœur. Ce tumulte des pulsations cardiaque et artérielles est occasionné par une névrite cardiaque, et voici comment Mr Wertheimer explique ce trouble fonctionnel en s'appuyant sur les données physiologiques : On sait que l'excitation centrifuge du grand sympathique a pour résultat d'accélérer les battements du cœur ; que l'excitation centrifuge du pneumogastrique peut, si elle est forte produire l'arrêt de l'organe, mais aussi par son intensité même et par épuisement du nerf, ramener l'accélération des battements. On conçoit donc que les deux nerfs associant leur action, il en résulte une irrégularité du cœur et du pouls. Ces modifications ne s'expliquent en effet que par un trouble dans l'innervation du cœur.

Kussmaul a décrit une variété de pouls qu'il appelle : pouls paradoxal (2). Il en fait un signe de la médiastino-péricardite calleuse. Ce pouls a pour caractère d'être régulièrement irrégulier, il devient plus faible pendant chaque forte inspiration, le cœur conservant sa force normale. Kussmaul attribue cette irrégularité liée aux mouvements

(1) Wertheimer. La douleur de la péricardite. Th. 1876.

(2) Ueber schwielige Mediastino-Pericarditis und den paradoxen Puls-Kussmaul (Berlin. Klin. Wochens., 1873, nos 37, 39, 15, 22, 29 sept.

respiratoires à des adhérences qui unissent à la cage thoracique le péricarde ainsi que les gros vaisseaux de la base du cœur et qui rétrécissant l'aorte par la traction qu'elles exercent sur elle pendant la dilatation de la cage thoracique. Cette théorie a eté combattue par Traube, Stricker, Baumler et plusieurs autres qui ont constaté le pouls paradoxal dans la péricardite simple. Enfin Sommerbrodt cité par M. Raynaud, a dit avec raison que le seul phénomène paradoxal serait de ne pas constater sur le pouls l'influence des respirations.

Puisque l'inflammation du péricarde peut jeter le trouble dans l'innervation du cœur et produire des palpitations accompagnées de faiblesse et d'irrégularité du pouls, on comprend grâce aux données physiologiques que cette même cause puisse parfois amener un ralentissement du cœur et du pouls. On explique ainsi les faits rapportés par Graves dans lesquels il y avait un abaissement notable de la fréquence du pouls.

Traube dit qu'il a constaté dans deux cas de péricardite avec parésie cardiaque un pouls plus fort du côté droit du corps que du côté gauche. Il renonce à expliquer ce phénomène. (Voir obs. VIII).

Stokes décrit dans la péricardite un autre symptôme : le battement exagéré des artères du cou ; il ne se prononce pas sur sa fréquence relative, et ce qu'il a remarqué de singulier, c'est le contraste de ces pulsations exagérées des carotides avec l'action très-affaiblie du pouls radial. Lorsqu'on voit survenir ce phénomène, on doit soupçonner une forme quelconque de cardite (Stokes).

L'obstacle apporté à la circulation intra-cardiaque finit par déterminer une stase sanguine dans les veines du cou, de là, un gonflement et un mouvement ondulatoire de ces vaisseaux qu'on observe assez souvent. Mais quant au pouls veineux vrai, il est bien plus rare, et quand on le constate, il indique l'existence d'une complication ; une insuffisance de la valvule tricuspide (1).

Nous venons de voir toutes les modifications du pouls dans la péricardite, et combien sont nombreuses les causes capables de les produire. Ce n'est pas tout encore, car beaucoup d'autres maladies peuvent altérer les caractères du pouls ; parmi celles-ci nous citerons : les lésions organiques et les névroses du cœur, les maladies des vaisseaux, celles de l'encéphale etc. Après cela quelle valeur diagnostique pouvons nous accorder au symptôme que nous étudions ? presqu'aucune. Cependant il a une importance que nous pourrions appeler indirecte : il attire notre attention du côté du cœur et nous met par cela même sur la voie du diagnostic.

L'étude du pouls aura encore de l'intérêt pour nous si nous observons avec soin ses variations lorsqu'elles sont dues à certaines complications, par exemple à la myocardite, à un épanchement ; il nous donnera sur leur marche des renseignements précieux.

D'une manière générale on peut dire que plus le pouls est faible, irrégulier, intermittent, plus le pronostic est sérieux. Toutefois la gravité varie avec la cause qui trouble les pulsations artérielles.

CONCLUSIONS

1° Lorsque la péricardite est sans complication, les caractères du pouls varient à chaque période de la maladie et reflètent l'état du cœur qu'on constate à l'auscultation.

(1) Pour la distinction du pouls veineux faux et du pouls veineux vrai, voir Nouveau dict. de méd. et de chir. prat., t. VIII, p. 648 et suiv.

Mais il y a de nombreuses exceptions à cette règle, parce que bien des causes autres que l'inflammation du péricarde peuvent modifier les caractères du pouls.

2° Les caractères du pouls sont plus constants dans la péricardite avec épanchement que dans la péricardite sèche.

3° On peut expliquer la plupart des modifications qui surviennent du côté du pouls pendant la péricardite.

4° Le pouls n'a pas une grande valeur diagnostique, mais les renseignements qu'il donne sont utiles : 1° Parce-qu'ils attirent l'attention du côté du cœur, 2° parce qu'ils fournissent des renseignements sur la marche de certaines complications.

5° En général la gravité du pronostic augmente avec la faiblesse, l'irrégularité et l'intermittence du pouls.

OBSERVATIONS

C'est à l'aide d'un recueil de plus de cent observations que nous avons pu formuler les propositione contenues dans cette thèse. Il ne nous a point paru nécessaire de les publier toutes dans ce travail. Nous nous bornerons seulement à donner un certain nombre de cas de péricardite présentant des particularités intéressantes et constituant une partie des éléments cliniques qui ont été la base de notre étude. Restreint par les limites de notre sujet, nous serons même obligé de donner souvent des extraits des observations.

OBSERVATION I (communiquée par M. Letulle, interne des hôpitaux).

Maximum d'intensité du frottement au foyer inférieur.

Jeanne X..., 31 ans, a eu la rougeole et la variole. Grossesse il y a sept ans, sans accident. Il y a dix-huit mois, elle fut soignée pour une pneumonie gauche. La toux ne disparut pas à la suite de cette maladie. Hémoptysie assez abondante il y a quinze jours.

Depuis quatre jours elle éprouve une douleur assez vive à la base de la poitrine du côté gauche.

Elle entre à l'hôpital le 15 mai 1877. On constate chez elle tous les signes d'une lésion pulmonaire au 1er degré et occupant les deux sommets. Rien d'anormal à la base gauche. Pas de point névralgique.

Le cœur bat avec force dans le 6e espace intercostal sur la ligne mamelonnaire. A la pointe il y a un bruit rude, roulant, systolique, mais commençant un peu après ce 1er temps et gagnant l'articulation chondro-sternale du 5e cartilage costal gauche. En ce point, base de l'appendice xyphoïde, le bruit est rude, râpeux, très-superficiel, c'est un frottement. Pas de propagation du bruit vers l'aisselle ; rien à la base du cœur, si ce n'est un léger murmure anémique au niveau du 3e espace gauche sur le bord du sternum.

Bruits du cœur réguliers, égaux. Pouls petit, dépressible, régulier. Aucune manifestation cardiaque. Très-rarement, quelques palpitations.

Obs. II.

(Extraite des leçons cliniques sur les maladies du cœur, faites par M. Bucquoy. Leçon sur la péricardite.)

Péricardite sèche avec voussure précordiale.

Jeune fille de 25 ans, entrée à l'Hôtel-Dieu pour un rhumatisme articulaire.

La malade était bien portante jusqu'à l'âge de 20 ans. Depuis qu'elle est à Paris, elle a été soumise à des conditions hygiéniques déplorables. Elle n'a jamais eu de rhumatisme antérieurement.

La maladie qui amène cette femme à l'hôpital remonte à quinze jours, mais ce n'est que quatre jours avant son entrée à l'Hôtel-Dieu que les main et les pieds commencèrent à se gonfler et à devenir douloureux. La tuméfaction s'étendit bientôt aux poignets et aux genoux. La fièvre paraît avoir été médiocrement intense...

A son entrée à l'hôpital on constate tous les symptômes d'un rhumatisme articulaire aigu de moyenne intensité. De plus, l'examen attentif de la malade révèle une complication. Bien que la malade n'accuse aucune douleur à la région précordiale, qu'elle n'exprime aucun sentiment de gêne et d'oppression; que le rhythme du pouls n'ait subi aucun trouble, les signes physiques constatés à la région précordiale ne laissent aucun doute sur l'existence d'une péricardite.

En effet, à l'inspection du thorax on découvre une légère voussure précordiale ; la main, appliqué fortement en cet endroit, éprouve la sensation très-nette d'un frémissement vibratoire.

La palpitation fait également reconnaître l'impulsion de la

pointe du cœur qui bat à 2 centimètres en dehors et au-dessous du mamelon. La matité précordiale ne paraît pas sensiblement augmentée.

En auscultant la région précordiale, on entend partout et principalement dans l'étendue de la 3e à la 5e côte, un bruit morbide assez superficiel et diffus, isochrone avec les battements du cœur, mais dont l'intensité est plus accusée pendant la systole que pendant la diastole. C'est un bruit de frottement qui varie un peu suivant les points que l'on explore. Assez rude vers la partie moyenne, il est beaucoup plus doux à la base et quand on se rapproche du sternum ; vers la pointe et du côté de l'aisselle on entend un véritable souffle. En exagérant la pression soit avec l'oreille soit avec le sthétoscope, on ne modifie pas d'une manière évidente la force ou la rudesse du bruit morbide.

Quant aux bruits d'orifices, il y a deux jours ils étaient à peu près normaux. A l'orifice aortique le claquement valvulaire est resté net et ne s'accompagne d'aucun souffle ; les bruits de la pointe, au contraire, sont sourds et étouffés, et, comme il a été dit tout à l'heure, on trouve un souffle systolique se propageant du côté de l'aisselle, indice à peu près certain d'une altération récente de la valvule mitrale.

Enfin chez cette femme manifestement chlorotique, il existe un murmure continu, avec renforcement très-intense dans les vaisseaux du cou.

Tous ces symptômes, malgré l'absence de troubles fonctionnels évidents, conduisent à diagnostiquer chez la malade une péricardite, complication du rhumatisme articulaire dont elle est atteinte.

Obs. III (personnelle).

B. F., 39 ans, entré le 12 août, 1877, salle Ferdinand, n°4, hôpital Necker.

Frottement donnant lieu au bruit de galop.

Ce malade a déjà eu plusieurs attaques de rhumatisme articulaire aigu. Depuis plusieurs années il se plaint également de palpitations de cœur et d'accès d'étouffement qui se manifestent surtout après qu'il a fait une marche un peu rapide,

Huit jours avant son entrée à l'hôpital, après avoir éprouvé un refroidissement, il a été pris de douleurs dans les articulations des deux membres inférieurs, ainsi que dans les poignets, les coudes et l'épaule droite.

Le jour de son entrée à l'hôpital, le malade a de la fièvre ; la température ne dépasse cependant pas 38,5°, et le thermomètre n'est jamais monté à un degré plus élevé les jours suivants. Les jointures dont nous avons parlé sont douloureuses à la pression, tout mouvement est à peu près impossible. Il y a peu de gonflement des articulations. Pas d'oppression précordiale, sueurs abondantes.

A l'ascultation du cœur, on constate un bruit très-net d'insuffisance mitrale. (Souffle au 1er temps à la pointe) Les battements du cœur sout réguliers. Traitement : Salicylate de soude, 6 gr.

Quatre jours après son entrée aucune autre articulation n'a été envahie par le rhumatisme et les douleurs ont notablement diminué d'intensité dans les articulations déjà malades.

A ce moment, le malade se plaint de gêne et d'oppression précordiale. En examinant le cœur, nous constatons les signes suivants : D'abord le bruit de souffle de l'insuffisance mitrale précédemment signalé ; de plus, à la région précordiale dans un espace assez limité, dont le centre répond un peu au-dessous de la 3e articulation chondro-sternale gauche, on entend un bruit de frottement superficiel assez rude se produisant au moment de la systole et de la diastole du cœur.

Le lendemain on constate toujours au même niveau, un véritable bruit de galop ; et l'intensité du frottement est augmentée quand on appuie fortement l'oreille sur la paroi thoracique. Le pouls n'a subi aucune modification appréciable quant à sa force et à son rhythme.

On a pu constater encore nettement ce bruit de galop pendant les deux jours suivants, époque à laquelle les douleurs articulaires avaient à peu près complétement disparu. Ensuite le bruit de galop a cessé et a été remplacé par un frottement systolique et diastolique.

3 septembre. Le malade ne se plaint pas de palpitations ; les bruits du cœur sont réguliers, on entend toujours le bruit de souffle de l'insuffisance mitrale qui a conservé les mêmes caractères, et à la base du cœur on perçoit un bruit de frôlement rude, bref, qui coïncide avec le 2e battement du cœur et qui le masque.

Le 6. Disparition du frôlement diastolique, le claquement des sigmoïdes est normal. Persistance du bruit de souffle de la pointe au 1er temps. Encore quelques douleurs vagues dans les membres.

Le 15. Le malade sort guéri de son attaque de rhumatisme, mais il est dans un état anémique très-prononcé.

Obs. IV (résumée et communiquée par M. Letulle.)

B..., 26 ans. Entrée le 3 mai à la Pitié dans le service de M. Gombault. Elle se plaint de palpitations violentes et de douleurs précordiales venant par accès. Elle n'a jamais fait aucune maladie grave. Une grossesse il y a deux ans. Depuis un an, les palpitations se sont éveillées.

Jamais elle n'a eu d'hémoptysie ni d'œdème des membres inférieurs. Pouls inégal, petit, irrégulier. Le cœur bat avec force. Légère voussure précordiale.

La pointe du cœur bat dans le 5e espace intercostal, un peu en dehors du mamelon.

Bruits du cœur forts, vibrants, irréguliers.

A l'ascultation, rien d'anormal à la pointe; mais à la base, au milieu du 2e espace intercostal gauche, à 1 centimètre et demi du bord du sternum on entend un bruit râpeux, sec, systolique, exactement limité sur une étendue de 4 cent. carrés tout au plus. Il augmente par la pression de la tête et prend le caractère d'un frottement quand on penche le corps de la malade en avant. Rien à la base de l'appendice xiphoïde; rien à droite du sternum.

Le diagnostic fut discuté d'abord, ensuite on admit une péricardite chronique.

Obs. V (extraite des leç. de cliniq. méd. faites à la Charité, par M. Jaccoud, 1867. Leçon sur le péricadrite, résumée).

Salle St-Charles, n° 13. — Ce jeune homme de 28 ans, vigoureux, nous est arrivé il y a quelques jours se plaignant de douleurs articulaires. Les premières atteintes de ce mal remontaient à trois semaines environ.... Quand nous avons vu ce malade, les grandes articulations des membres étaient prises, mais très-modérement. La pression était pénible sur les genoux, les épaules et les coudes ; mais les jointures n'étaient pas tuméfiées et les douleurs spontanées étaient très-tolérables. Les articulations vertébrales étaient bien plus affectées, et c'est là une localisation assez rare de la maladie rhumatismale.

Du reste, ce garçon n'avait pas de fièvre ni le matin ni le soir... Le cœur était sain.

Diagnostic : Rhumatisme articulaire subaigu. Traitement par les alcalins à haute dose.

Notre rhumatisant était depuis quatre jours dans le service et son état allait s'améliorant, lorsque le 3e jour au matin nous lui avons, pour la première fois, trouvé de la fièvre. Les douleurs n'étaient pas devenues plus intenses, aucune articulation ne s'était prise depuis la veille. Cette fièvre dénotait donc à coup sûr une complication viscérale.. (A l'examen du cœur, un trouve un souffle systolique produit par une endocardite.)

Le lendemain, l'état était moins satisfaisant. Le pouls battait 120 à la minute, le malade avait eu pendant la nuit quelques palpitations. Le souffle était plus fort que le jour précédent et il présentait un maximum d'intensité des plus marquées au niveau de l'orifice aortique. En outre je constatai au niveau de la base du cœur un phénomène nouveau : c'était une altération dans le rhythme et dans le nombre des bruits du cœur ; le souffle tenant lieu du premier claquement normal; et le 2e bruit n'étant pas modifié, je ne devais entendre là que deux bruits : le souffle d'abord, puis le claquement sigmoïde, séparés par le petit silence ; au lieu de cela, je percevais trois bruits tous trois différents par leurs qualités : c'était d'abord le souffle, puis, à la place du petit silence, un frôlement faible et comme lointain, brusquement terminé par le deuxième claquement normal... Ce bruit complexe qui résulte de la succession de ces trois éléments rappelle assez exactement à l'oreille le bruit rhythmé du galop d'un cheval : de là le nom de bruit de galop sous lequel ce phénomène est connu; d'après ce nouveau symptôme dont la valeur séméiologique est des plus précises, j'ai annoncé l'invasion d'une péricardite. (Ventouses sacrifiées 8. Médication alcaline.)

Le jour suivant, le malade se trouvait mieux, la fièvre était un peu moins forte ; le souffle endocardique était le même, mais au lieu d'un frôlement lointain, difficile à percevoir, on entendait à la base du cœur un frottement rude des plus manifestes. Le diagnostic d'endo-péricardite était par là justifié... (On continue le bicarbonate de soude.)

Huit jours plus tard, notre jeune homme était guéri de ses douleurs articulaires et de ses accidents cardiaques, mais il gardera de ces derniers une trace indélébile.

Le malade quitte l'hôpital huit jours après que sa guérison peut-être considérée comme complète.

Obs. VI. (Bull. de la Soç. anatomique, 1875, obs. de Exchaquet).

Il s'agit d'une malade nommée Marie R..., 62 ans.

On a diagnostiqué chez cette femme une pneumonie droite avec une péricardite probablement survenues dans le cours d'une néphrite interstitielle chronique.

Comme signes de la péricardite on avait : à la percussion, une matité précordiale augmentée ; et à l'ascultation on entendait, surtout au voisinage de l'extrémité inférieure du sternum, un frottement péricardique assez aigu. De plus, il y avait un dédoublement du premier bruit du cœur donnant lieu au bruit de galop que M. Potain rattache à la néphrite interstitielle.

A l'autopsie, on ne trouve pas une quantité anormale de liquide dans le péricarde. Il y a des plaques de péricardite récente sur la face antérieure du cœur ; certains points sont rugueux et présentent l'aspect d'une langue de chat.

Le cœur droit est dilaté, ses parois sont amincies ; le cœur gauche présente un degré moyen d'hypertrophie. Le fonctionnement des valvules est normal. Un peu d'endocardite récente sur la mitrale.

Obs. VII. (Extraite du traité cliniq. des maladies du cœur., par Bouillaud, Paris, 1841, 2e édit., p. 402, obs. 2, résumée.)

Deux foyers distincts du frottement.

Il s'agit d'un homme de 58 ans entré le 29 octobre 1835 à l'hôpital de la Charité.

Quatre mois avant son entrée à l'hôpital, ce malade avait eu une hémoptysie. A son entrée, on a constaté les symptômes suivants du côté du cœur : Légère voussure avec matité étendue à la région précordiale. A la palpation, un frémissement vibratoire ayant son maximum d'intensité à la partie inférieure du sternum. A l'ascultation, un gros bruit de frottement absorbant chaque claquement valvulaire, si fort surtout à l'extrémité inférieure du sternum qu'il ressemble à un bruit d'étrille. Ce bruit de râpement diffus s'entend en éloignant l'oreille à 10 ou 12 centimètres de la région précordiale, et se propage en perdant de son intensité vers les côtés et jusqu'à la partie postérieure de la poitrine. Vers la pointe, existe un bruit de frotement sec bien distinct de l'autre.

Les battemente du cœur sont forts. Le pouls petit, étroit, filiforme, bat. 116 p. à la minute... Le jour suivant, le bruit d'étrille devient double. L'état général s'aggrave et la mort survint le 25 novembre.

Autopsie. — On trouve du côté du cœur des adhérences presque générales de péricarde ; le feuillet pariétal, très épaissi, adhère aux parties latérales de chaque ventricule par une matière en partie organisée, en partie molle et amorphe. A la partie antérieure du ventricule droit seulement, le feuillet pariétal n'adhère pas au feuillet viscéral ; mais les deux sont recouverts de fausses membranes. La pointe du cœur libre offre une plaque fibreuse résistante jaunâtre d'une demi-ligne d'épaisseur qui a produit le bruit particulier correspondant à la pointe du cœur. L'autre bruit répondait à la face antérieure du ventricule droit..,

Obs. VIII. (Bulletin de la Soc. anat. 31e année, p. 255, M. Millard.)

Péricardite primitive. Abondance de l'épanchement qui gênait les mouvements du cœur et produisait l'état grave du malade à son entrée. Le frottement apparaît et se localise à la base quand l'épanchement diminue. Epaisseur rare et caractère hémorrhagique de la fausse membrane.

Un homme de 58 ans est pris subitement de toux quinteuse, d'oppression qui arrive bientôt à l'orthopnée, cela sans fièvre ni douleur aucune. A son entrée à l'hôpital, les téguments sont violacés, le pouls radial est supprimé à droite, excessivement irrégulier est impossible à compter à gauche. Voussure légère à la région précordiale. On ne sent pas les battements du cœur. La matité est surtout étendue verticalement. Il n'y a pas de bruit anormal au cœur, mais les battements sont très-sourds et irréguliers à l'ascultation. Rien dans les poumons.

Du 30 mars au 13 avril, on observe les phénomènes suivants : Disparition de la cyanose, décoloration des pommettes, apparition du pouls radial droit (96 puls.).

La matité du cœur persiste et on entend un bruit de frottement très-manifeste, plus rude et plus dur à la base, plus doux et plus léger à la pointe.

Les jours suivants la voussure et la matité précordiales vont en diminuant. L'état général devient meilleur et, le 2 avril, le frottement avait disparu.

Le 28. L'oppression augmente, il survient de l'œdème des membres inférieurs et un hydrothorax double. La circulation du cœur s'embarrasse, le pouls faiblit et la mort arrive le 7 mai.

Autopsie. — Epanchement de sérosité dans les deux plèvres, surtout à droite. Néo-membranes qui englobent les gros vaisseaux et les gauglions situés à la base du cœur dans un tissu dur et blanchâtre.

Cœur énorme. Cavité péricardique complétement détruite, remplie par une fausse membrane d'une épaisseur extraordinaire, allant en diminuant d'épaisseur de haut en bas (8 à 9 mill. à la base), Le doigt peut la détacher et séparer les deux feuillets du péricarde. La fausse membrane peut aussi être séparée du cœur. Elle est rougeâtre.

Pas de lésion d'orifice ; foie légèrement cirrhotique.

Obs. IX. (W. Stokes. Dublin, Journ. of med. science, 1833, résumée, et in Archiv. gén. de méd., 1834, 2e série, t. V, p. 113, obs. II).

Péricardite séche, frottement avec maximum d'intensité au foyer moyen qui se déplace ensuite pour occuper le foyer supérieur ; pouls petit, régulier, frémissements.

Lennon, 28 ans, est apporté à l'hôpital dans un état de dyspnée très-grave. En l'examinant, on trouve un empyème considérable du côté gauche de la poitrine. Le cœur bat à droite du sternum et ne présente aucun bruit morbide.

Cet homme était malade depuis plus de quatre mois.

Un mois après son entrée à l'hôpital, le déplacement du cœur existait toujours et les pulsations n'étaient accompagnées d'aucun bruit morbide.

Le 12. Le Dr Stokes perçoit par hasard avec la main appliquée sur la région précordiale, un frémissement qui faisait éprouver la sensation de deux surfaces très-inégales frottant l'une contre l'autre. A l'auscuitation du cœur il y avait à la base un frottement analogue à celui de la pleurésie sèche, et au sommet il ressemblait au bruit de râpe de Laennec. Il était plus intense entre le bord supérieur de la troisième côte et le bord inférieur de la quatrième. Si on éloignait le stéthoscope de un pouce à un pouce et demi de la région du cœur, on cessait d'entendre le bruit quoique les pulsations cardiaques continuassent d'être très-distinctes.

Pouls 130, petit, régulier. Le frottement s'entend aux deux temps.

Dyspnée forte. Pas de douleur. (Sangsues à la région du cœur; digitale.)

Le 13. Le frémissement diminue, on entend toujours un double bruit de râpe et l'impulsion du cœur est moins forte. Il n'y a pas d'augmentation de la matité.

Jusqu'au 17 le bruit de frottement diminue peu à peu, et ce n'est qu'en questionnant beaucoup le malade qu'il dit éprouver un peu de douleur à droite du sternum.

Le 18. Le frémissement a disparu excepté dans un point qui pouvait être recouvert par le stéthoscope au-dessus de la base du cœur, à droite. Il tenait le milieu entre un frottement et un bruit de râpe.

Mort le 22 février.

Autopsie. — Dans la plèvre gauche, aspect ordinaire de l'empyème. Une pinte de sérosité claire dans la plèvre droite. Le péricarde paraît augmenté de volume et ne peut glisser sur le cœur. Toute sa cavité, excepté un petit espace à la base du cœur, correspondant à l'endroit du frottement était oblitérée par de la fibrine récemment épanchée et rougeâtre. On ne pouvait séparer les deux feuillets que par une forte traction. L'adhérence était complète à la partie antérieure des ventricules et au sommet du cœur.

Obs. X. (W. Stokes. Dublin, of med., science Journ., 1833, et in Archiv. gén. de méd. Loc. cit., p. 120.)

Péricardite séche survenue dans le cours d'un rhumatisme articulaire. Frottement avec maximum d'intensité à la base; pouls dur, vibrant, régulier.

La femme X... âgée de 26 ans est atteinte de rhumatisme articulaire. Sept jours aprés son entrée à l'hôpital elle est prise de fièvre intense. (Entrée le 25 mars 1835).

Le lendemain on constate une pleurésie sèche à la partie latérale et inférieure gauche de la poitrine. On entend à l'auscultation un bruit de frottement synchrone avec la respiration.

Les deux bruits du cœur sont accompagnés d'un fort bruit de râpe très-distinct à la base du cœur, à peine perceptible au sommet. Ce bruit ne s'entend pas sous la clavicule, ni à la région postérieure de la poitrine, quoique les battements du cœur y soient facilement entendus. Pas de frémissement.

La malade n'éprouve pas de douleur dans la poitrine, elle est en proie à une grande anxiété et elle éprouve une sensation d'affaisement. Elle a des palpitations et une respiration accélérée.

Pouls 124, dur, vibrant, régulier. Traitement : sangsues, calomel.)

Le lendemain, 9 avril, l'état général est meilleur, le bruit de frottement s'entend dans toute la région précordiale.

Le 10. Diminution dans l'intensité des symptômes.

Le 11. Le frottement ne s'entend plus vers le sommet du cœur, mais il existe encore à la base avec un frémissement évident.

Le 12. Amélioration, le frottement a beaucoup diminué.

Le 13. Le frottement a disparu.

Le 14. Le frottement réapparaît mais dans une étendue très-limitée à la base du cœur; puis il disparaît peu à peu. Tous les symptômes s'améliorent sous l'influence du traitement.

La malade est guérie à la fin d'avril. Elle était entrée le 25 mars 1835.

Obs. XI. (Bidault. Bull. Soc. anat., 1844.)

Péricardite aiguë survenue dans le cours d'une maladie de Bright. Matité dûe à l'hypertrophie du cœur. Bruit de frottement systolique avec maximum d'intensité au niveau du foyer intérieur. Pouls fréquent, irrégulier. peu développé.

Le malade, âgé de 50 ans, est entré à l'hôpital pour une maladie de Bright. Il est pris tout à coup dans le cours du traitement d'une douleur vive à la région du cœur avec constriction à la base du thorax, gêne extrême de la respiration, d'un mouvement fébrile.

A l'examen on trouve : une matité considérable à la région précordiale (17 cent. transversalement, 15 cent. de haut en bas).

Pas de voussure appréciable, pas de frémissement à la palpation. A l'auscultation : bruit de frottement couvrant le premier bruit du cœur et se prolongeant un peu dans le temps de repos. Deuxième bruit normal. Le maximum du frottement est au niveau du tiers inférieur du sternum sur le trajet de la ligne qui indique le point où la face inférieure du cœur repose sur le diaphragme.

A la pointe, les battements sont normaux. Le bruit anormal ne s'entend pas sur le trajet des vaisseaux.

Pouls fréquent, irrégulier, peu développé.

La mort est arrivée dix jours après l'invasion de la péricardite.

Autopsie. — Lésions de la néphrite albumineuse, plusieurs kystes à la surface des reins.

Dans le péricarde, 30 grammes de sérosité. Les deux feuillets sont recouverts d'une couche épaisse de fausses membranes à surface rude et inégale. La pointe et toute la face antérieure du ventricule gauche adhère intimement au feuillet pariétal du péricarde. Il n'y a pas d'adhérences au niveau du ventricule droit et des parties en rapport avec le diaphragme, point où on entendait le frottement. Volume du cœur considérable.

Obs. XII (extraite des leç. cliniq. de Graves, t. II, 2e édit., p. 238. Trad. Jaccoud.)

Péricardite sèche ; bruit de frottement avec maximum d'intensité à la base qu'on pouvait confondre au début avec un bruit de souffle, Coïncidence de la matité précordiale avec la matité pleurétique ; pouls petit, faible.

Le 1er décembre, est entré à l'hôpital un homme de 23 ans. Il a des habitudes d'intempérance. Après avoir joué d'un instrument à vent, il eut des palpitations et des douleurs violentes dans la région du cœur. De temps en temps il eut des défaillances. Deux mois avant son entrée à l'hôpital il fut atteint de rhumatisme et peu après de dyspnée considérable et d'anasarque.

A son arrivée, le corps est froid, les lèvres et les mains livides, les pieds enflés, le ventre distendu. Il a une dyspnée très-pénible. Il tousse et rend des crachats sanglants. Les yeux sont animés, saillants La face est turgescente; les jugulaires sont gonflées et sans battement.

Pouls 70, régulier, petit, faible. 28 respirations à la minute. Urine rare, albumineuse. Prostration extrême.

Le lobe gauche du foie occupe la région épigastrique et dans ce point la pression est douloureuse. Le malade accuse une douleur dans l'épaule droite.

Examen du malade : matité dans la région postéro-inférieure des deux poumons; à ce niveau le bruit respiratoire est très-faible et masqué par des râles humides.

La matité précordiale est un peu plus prononcée qu'à l'état normal.

Les battements du cœur appréciables sont forts, étendus et non accompagnés par les deux bruits normaux dont la durée et le timbre sont ordinairement si distincts. On entend deux bruits éclatants, prolongés, d'une durée égale mais d'une tonalité différente. Le premier est un bruit de scie; le deuxième un bruit musical ressemblant au son que l'on produit lorsqu'on frotte un verre avec le doigt mouillé. Ces bruits n'étaient perceptibles qu'à la base; il n'y en avait aucun vestige à la pointe du cœur. Partant de la base ils se propageaient le long de l'aorte et étaient parfaitement nets sous les deux clavicules; mais on ne les entendait ni dans les carotides ni dans la portion cervicale des sous-clavières.

Quelle que fut la position du malade on ne pouvait percevoir le moindre frémissement. Aucune des artères du cou ou des membres supérieurs ne présentait de trill. Aucun bruit anormal dans l'aorte abdominale.

Le lendemain, mêmes symptômes; toutefois au lieu du bruit musical, nous avions un bruit de cuir éclatant et bien marqué; il était très-prolongé et masquait le deuxième bruit normal. De plus il existait à la base du cœur un frémissement très-fort.

Matité non accrue. Pouls 72, régulier. Respiration 20.

Abattement plus grand que la veille et mort le lendemain.

Autopsie. — Anasarque généralisée, épanchement dans les deux plèvres. Le côté gauche du cœur est accolé au poumon et les deux organes sont en contact avec la paroi thoracique, de sorte que le cœur est en rapport intime avec le sternum et le thorax. Il n'y a pas de liquide dans le péricarde; une lymphe plastique tapisse la séreuse. Au niveau de la base du cœur, des brides s'étendent d'une paroi à l'autre, paraissent de date récente et ont une disposition comparable à celle d'un rayon de miel. A la pointe il y a des adhérences solides.

Cœur hypertrophié, ventricules dilatés. L'endocarde, l'aorte, l'artère pulmonaire ne présentent pas de lésion.

Obs. XIII (extraite des leç. cliniq. de Graves, loc. cit., p. 249).

Péricardite sèche, frotement très-fort limité au niveau des cavités droites du cœur ; pouls faible, régulier.

Le nommé R... est admis à l'hôpital le 14 septembre 1841. Quinze jours avant son entrée. il a éprouvé des frissons, de la céphalalgie, des douleurs au niveau de la région lombaire et de la région précordiale ainsi que de violentes palpitations. Deux jours après une éruption est apparue sur la peau.

En arrivant à l'hôpital, ce malade était dans le collapsus ; les pieds étaient froids, les mains cyanosées. On remarquait sur la peau une éruption à forme miliaire remplie de liquide sanguinolent.

15 septembre. Le pouls battait 72 pulsations; il était faible, régulier. Respiration 40. Les lèvres sont livides, le malade est plongé dans une profonde anxiété ; il éprouve une douleur très-vive dans la région du cœur, qui est accrue par la pression sur les côtes correspondantes et sur la région épigastrique.

A l'auscultation on constate un frottement très-éclatant dans toute la région précordiale; il s'entend aux deux temps et s'accompagne d'un frémissement très-marqué. Le frottement ne se propage pas au delà de la région du cœur. On ne trouve pas de bruit de souffle; les bruits du cœur sont retentissants.

Deux jours après, douleur vive dans l'hypochondre droit, gonflement des jambes et du ventre, Le bruit de frottement manque complètement au niveau de la pointe du cœur.

Au niveau de la région cardiaque proprement dite il y a de la sonorité; mais, au niveau du mamelon et dans une étendue de 2 pouces et demi au-dessus, on constate une matité absolue, et dans les mêmes points un frottement aussi fort que jamais, véritable bruit de cuir limité au côté droit du cœur. Le bruit était indépendant des mouvements respiratoires. Le malade meurt le lendemain.

Autopsie.— Poumons et plèvres sains. Cœur élevé; la base répond à l'espace qui sépare la 1re de la 2e côte. L'organe est refoulé par le lobe du foie et le liquide abdominal. Le péricarde est épaissi. Il y a de fausses membranes sur les deux feuillets. Les deux feuillets sont adhérents à la pointe du cœur seulement. Épanchement plastique très-abondant à la base. Cœur et valvules sains.

Obs. XIV (communiquée par M. Leroux, interne des hôpitaux).

Péricardite sèche survenue dans le cours d'une néphrite interstitielle; le frottement siége au niveau du bord gauche du sternum.

R... M..., 72 ans, entre le 4 janvier à l'hôpital Necker, salle Sainte-Anne, service de M. Potain.

D'après les renseignements qu'elle donne, la malade aurait une ancienne affection rénale. Elle a de l'albumine dans l'urine.

Depuis trois semaines elle éprouve une gêne douloureuse dans le côté droit de la poitrine.

A son entrée à l'hôpital l'oppression est extrême, la face est congestionnée, bouffie.

A l'auscultation on trouve un bruit de frottement péricardique au niveau du bord gauche du sternum.

En arrière, à la base du poumon droit, on entend un souffle tubaire sans râles.

Il y a de l'œdème des membres inférieurs.

Le soir, algidité, cyanose, pouls insensible.

Le 5, température 38,9. Mort.

Autopsie. — Epanchement pleural de 1 litre à droite... Cœur très-volumineux. Sur le ventricule droit, au-dessous de l'oreillette, la séreuse est dépolie sur une étendue de 4 centimètres de long et de 1 centimètre et demi de large ; elle donne la sensation d'une langue de chat quand on passe le doigt dessus.

Cœur. — Longueur 10 cent., largeur 12 cent. Signes d'endocardite ancienne sur les valvules auriculo-ventriculaires.

Le rein droit est atteint de néphrite interstitielle et de dégénérescence graisseuse partielle. Le rein gauche manque ainsi que l'uretère de ce côté.

L'ovaire et la trompe utérine gauches manquent également; l'ovaire droit existe; l'utérus est petit.

Obs. XV (extraite du Traité d'antomie pathologique de Lebert. Obs. CLXVI, p. 556, résumée.)

Péricardite sèche qui donne lieu à un frottement rude aux deux tempes et à une matité précordiale étendue coïncidant avec une dilatation du cœur.

Il s'agit d'un homme de 72 ans, rhumatisant et ayant eu des maladies vénériennes anciennes.

Depuis plusieurs années il éprouve des accès d'asthme et des symptômes d'une affection cardiaque qui ont beaucoup augmenté d'intensité depuis cinq à six mois.

A l'examen du malade on constate une matité précordiale étendue du 3e au 7e espace intercostal, et du bord droit du sternum jusqu'en dehors du mamelon gauche.

Les battements du cœur sont obscurs. Il y a un bruit de frottement rude aux deux temps.

Grande dyspnée.

Râles sonores dans toute la poitrine à l'auscultation.

Le pouls est fort, égal, 60 pulsations. Les joues et les lèvres sont violacées. Pas d'hydropisie.

Les jours suivants la dyspnée augmente, le malade a du délire, la langue est sèche, les forces baissent rapidement, et la mort arrive le 16 octobre 1852.

Autopsie. — Poumons emphysémateux dans la majeure partie de leur étendue; ils sont décolorés et atrophiés là où l'emphysème est simple. Dans les lobes supérieurs il y a un œdème considérable. La membrane muqueuse des petites bronches est violacée et couverte de mucus puriforme.

Dans le péricarde, inflammation récente, 60 grammes de liquide jaunâtre trouble. Fausses membranes sur les deux feuillets, surtout à l'endroit où le péricarde se réfléchit sur les gros vaisseaux. La surface libre de celles-ci est rugueuse et mamelonnée; elles sont composées de substance fibrineuse striée et granuleuse...

Les quatre orifices du cœur sont normaux. Les deux ventricules sont dilatés; le gauche a 2 centimètres d'épaisseur. Plaques athéromateuses de l'aorte. Pyélite calculeuse et dilatation du bassinet.

Obs. XVI (consignée dans les Bull. de la Soc, anat. de 1843, par Demoucy).

Péricardite qui se termine rapidement par des adhérences. Le frottement disparaît au moment où se forment ces adhérences.

Le nommé M..., 59 ans, entre à l'hôpital le 13 mars 1843. Autrefois il a eu des fièvres intermittentes, et une pneumonie du côté gauche il y a vingt ans. De tout temps il a eu la respiration courte. Les renseignements qu'il donne sont d'ailleurs incomplets.

Depuis six mois il se plaint d'avoir des étouffements, des douleurs à l'épigastre et à la région précordiale. Jamais il n'a eu d'œdème des jambes. Quatre jours avant son entrée à l'hôpital, le malaise a augmenté.

Le malade a une toux sèche et une expectoration se composant de quelques crachats muqueux.

La percussion donne de l'obscurité de son dans tout le côté droit de la poitrine, et une sonorité normale à gauche. La sonorité est très-pure à droite, mais faible dans toute la hauteur du côté droit ; il n'y a aucune résonnance morbide de la voix. Rien d'anormal en avant.

Pouls 100, petit, irrégulier.

Augmentation de la matité à la région précordiale ; à l'auscultation, bruits du cœur au niveau du sternum principal. Bruits de frottement faible, superficiel, à double temps.

La peau est plutôt fraîche que chaude. Insomnie (saignée).

Les jours suivants, la peau devient chaude, le bruit de frotte-disparaît. On entend des râles de bronchite dans la poitrine, et bientôt après des râles de congestion pulmonaire et les signes d'un épanchement pleural.

Les bruits du cœur sont sourds. Il n'y a pas de frottement.

Le 28 mars, malgré la diminution de l'épanchement pleural qu'on a constaté par l'auscultation, l'étouffement reparaît avec violence.

Rien de nouveau au cœur; seulement l'impulsion est très-forte. Il y a de l'œdème des membres inférieurs,

Le 4 avril l'œdème augmente; il y a de l'ascite et une très-grande gêne de la respiration.

La matité précordiale est plus étendue que précédemment. Les bruits du cœur sont très-sourds; l'impulsion est énergique. On n'entend aucun frottement.

A dater de ce moment, l'asphyxie survient progressivement jusqu'à la mort, qui a lieu le 9 avril.

Autopsie.— Poumon droit emphysémateux, carnifié. Lobe inférieur du poumon gauche engoué, friable,

Cœur énorme, ne dépasse pas à droite le bord correspondant du sternum.

Les deux feuillets du péricarde adhèrent dans toute leur étendue. Il n'y a pas de liquide dans la séreuse. Valvules du cœur saines. Aorte athéromateuse,

Reins petits, rugueux, mamelonnés. Kystes séreux à la surface. L'altération paraît bornée à la substance corticale. La densité du tissu est augmentée, la couleur un peu plus pâle que d'habitude.

Obs. XVII (extraite de la Revue des sc. méd. anat., 1875, t. V, p. 533.)

Hydropneumopéricarde. Le frottement péricardique s'entend en même temps que le gargouillement produit par le pneumopéricarde.

J. Forsyth Meigs, dans le *the American Journal the med. sci.*, janvier 1875, rapporte l'observation d'un jeune homme de 18 ans atteint de pleurésie double, chez lequel survient une hydropneumo-péricarde. A l'auscultation on entendait un bruit de gargouillement coïncidant avec la systole du cœur, et malgré cela un frottement précédant ce bruit et perceptible à la base du cœur.

Le lendemain l'individu mourait, et on trouvait dans le péricarde 1/2 à 3/4 de pinte d'un liquide épais, foncé, rouge brun, formé par un mélange de sérum et de sang altéré. Le séreuse était fortement épaissie, rugueuse, villeuse, et renfermait du gaz.

Obs. XVIII (extraite des Clin. de Graves, t. 11, abrégée. Loc. cit. p. 268)

Péricardite avec épanchement. On constate tous les troubles que peut occasionner, du côté du cœur et du côté du pouls, une collection abondante de liquide dans le péricarde.

M... K..., 10 ans, entrée à l'hôpital le 6 octobre.

La malade a été exposée à un courant d'air il y a huit jours. Le lendemain elle eut des frissons, des vomissements, de la céphalalgie, des douleurs dans les membres, de violents battements de cœur qui persistèrent pendant deux jours. La malade avait en même temps une douleur aiguë dans la région mammaire gauche, s'étendant au cou, dans le dos et jusque dans le bras gauche. Cette douleur était très-aggravée par les efforts musculaires.

Elle ne pouvait se coucher sur le côté gauche; la respiration était très-courte; elle avait une toux pénible, incessante, sans expectoration. Depuis quelques nuits le sommeil est presque nul, la soif est vive, l'oppression considérable.

Quand cette femme est entrée à l'hôpital elle était plongée dans un accablement profond; elle gémissait et éprouvait une très-grande gène de la respiration. La douleur de la région mammaire était très-augmentée par la pression. Le pouls était à peine perceptible; les extrémités étaient froides.

(Ventouses sèches, carbonate d'ammoniaque, calomel).

Ensuite on constate de l'œdème de la face, une coloration des lèvres. Le pouls, petit, faible, intermittent, bat 120 fois à la minute. 48 respirations.

A l'examen on trouve le côté gauche de la poitrine plus développé que le droit; la différence est surtout sensible au mamelon. La matité remonte à 1 pouce au-dessous de la clavicule gauche. Dans le sens latéral on obtient de la matité dans un espace de plusieurs pouces. En arrière, entre les deux épaules, jusqu'à l'épine de l'omoplate, la matité est exagérée. Dans tous ces points le murmure respiratoire est faible, mais exempt de tout râle.

On ne peut sentir le choc du cœur; les battements sont faibles. Au-dessus du mamelon les bruits ne sont pas distincts, mais ils deviennent plus perceptibles vers le sternum, et on les entend dans la région épigastrique. Aucun bruit anormal.

L'abdomen est tendu, et la pression douloureuse au niveau du foie (sangsues):

Le 7. Il y a un peu de soulagement; la malade se couche sur le côté gauche. Elle a mieux dormi; les gémissements sont un peu moins fréquents.

Le pouls est très-irrégulier; pendant 8 à 10 battements il est plein est mou; puis, diminuant de force, il augmente tout à coup de fréquence, jusqu'à battre 120 à 130 fois par minute. Bientôt après il s'efface et cesse d'être senti, Viennent enfin quelques pulsations distinctes, et peu après il est plein et a une fréquence de 80 à 90 pulsations.

Respiration pénible. 43 respirations.

Le son est normal au niveau des clavicules; immédiatement audessus de la clavicule gauche il y a un empâtement évident que l'on ne trouve pas à droite. Pendant les accès de toux on voit apparaître en ce point une tumeur qui s'efface dès que la quinte est passée. Dans cette région le bruit respiratoire est distinct. On entend des râles sibilants dans la partie inférieure du poumon gauche. Quand la malade est assise, c'est à peine si l'on perçoit les bruits normaux du cœur; ils sont au contraire assez nets lorsqu'elle est couchée (vésicatoire).

Le 8. Peu de modification dans l'état général et local.

Le 9. Respiration, 40. Le pouls a toujours les mêmes caractères. On entend des râles sonores dans les deux poumons en arrière.

Crachats spumeux, visqueux. La malade accuse des douleurs vives et des palpitations dès qu'elle se couche sur le côté gauche.

Les jours suivants, peu de différences dans les symptômes.

Le 10. Le pouls est presque imperceptible, la respiration laborieuse, les lèvres livides. Mort à 11 heures du soir.

Autopsie. — Le péricarde occupe une grande partie de la cage thoracique. Les deux poumons, surtout le gauche, sont refoulés contre la colonne vertébrale par le péricarde distendu.

La capacité du péricarde est trois fois plus grande qu'à l'état normal. La séreuse est vascularisée; une fausse membrane la tapisse et lui donne une grande épaisseur. Produits plastiques abondants, surtout au niveau de la base du cœur et de sa face postérieure.

La surface du cœur est rouge, recouverte d'une couche de lymphe plastique, ainsi que la surface externe des gros vaisseaux situés à sa base. Cette lymphe plastique commence à s'organiser...

Dans l'abdomen, il y a du liquide semblable à celui qui est contenu dans la poitrine. Le foie est sain; au niveau de sa face convexe, quelques adhérences unissent les deux feuillets du péritoine.

Obs. XIX (extraite de la thèse de Desclaux, 1835, très-résumée, obs. 3e).

On constate dans cette observation le bruit de frottement de retour.

Au début, on a constaté chez la malade tous les signes d'une péricardite avec épanchement : une matité étendue à la région précordiale; la main ne perçoit qu'avec difficulté l'impulsion du cœur. A l'auscultation, les bruits sont obscurs, profonds, comme étouffés. On n'entend aucun bruit anormal.

Le pouls est petit, régulier. De 28 à 32 respirations.

Trois jours après avoir constaté ces signes physiques, on sent la pointe du cœur qui vient frapper la région précordiale; les bruits sont plus profonds et plus clairs à la base que vers la pointe. On entend un bruit de frottement.

Le lendemain le pouls est régulier et plus fort. Le bruit de frottement s'est entendu jusqu'à la mort, qui est survenue quatre jours après.

A l'autopsie, on n'a trouvé que deux cuillerées de liquide dans le péricarde.

Obs. XX.

(Extraite du Bull. de la Soc. anat., mai 1864, obs, de C. Fernet, résumée).

Péricardite avec épanchement considérable dans laquelle l'adhérence des poumons au devant du péricarde a rendu le diagnostic moins évident. On n'a point constaté de voussure précordiale. Le murmure respiratoire couvrait en partie les bruits du cœur.

T. G..., 16 ans, relieur. Entré le 24 avril 1864 à l'hôpital Necker, salle St-André.

Ce jeune homme a eu une bonne santé jusqu'à l'année dernière, époque où il est entré à l'hôpital de la Pitié pour une affetions thoracique aiguë dont il ne s'est pas bien rétabli, Depuis un mois il se plaint de malaise général et de fatigue qui ont augmenté ces jours derniers. Entré dans le service, on le traite pour une fièvre catarrhale ; il allait bien, quand survirent tout à coup des accidents aussi imprévus que sérieux.

Le 4 mai, le malade est plus oppressé et a la face un peu cyanosée.

En l'examinant, on trouve seulement quelques signes d'induration du sommet du poumon droit.

Les battements du cœur sont tumultueux, peu distincts, très-fréquents et faibles. L'organe paraît se trémousser derrière la paroi thoracique qu'il ne frappe que très-faiblement. On ne peut déterminer que le siége de la pointe.

La matité précordiale est très-étendue.

Les bruits du cœur sont faibles, à peine perceptibles; le murmure respiratoire les couvre en partie, mais il n'y a ni souffle ni aucun bruit anormal.

Le pouls est faible, très-fréquent.

Le foie est développé et dépasse les fausses côtes de deux travers de doigt. (Six ventouses scarifiées à la région précordiale.)

Le 6, le malade est assis dans son lit avec une dyspnée extrême et une sensation de suffocation imminente.

La poitrine donne une sonorité exagérée, et, à l'auscultation, la respiration est puérile.

Le cœur, à peine sensible à la palpation, ne donne à l'oreille que des bruits confus au milieu desquels on reconnaît seulement une contraction convulsive et tumultueuse, quoique très-faible.

Le pouls, très-fréquent, est à peine sensible au doigt.

Le ventre est ballonné, il y a un peu d'ascite.

Œdème des membres inférieurs. Pas d'albuminurie. (Dix ventouses sèches sur la poitrine.)

Le 7 mai et les jours suivants, les symptômes précédents s'exagèrent mais il ne ne s'en montre pas de nouveaux.

Les battements du cœur sont tumultueux, le pouls par intervalles tout à fait insensible.

Ascite, beaucoup d'œdème des membres inférieurs, le malade peut à peine rester au lit et se tient assis sur un fauteuil.

Le 11. Dypsnée un peu moindre, le malade conserve la même attitude que précédemment. Les avant-bras sont cyanosés et très-légèrement gonflés. L'ascite est considérable et l'œdème des membres inférieurs énorme.

Même état du côté du cœur.

Le malade meurt à 5 heures du soir sans présenter aucun symptôme nouveau et sans secousse.

Autopsie. — Le péricarde forme une masse ovoïde placée transversalement dans la cavité thoracique et refoulant de chaque côté la face interne des poumons qui coiffent les deux extrémités de sa masse, grâce aux adhérences qui les unissent en avant. Le péricarde répond par sa partie moyenne seulement à la paroi thoracique. En arrière il repose sur la colonne vertébrale.

On retire par la ponction de cette séreuse 2 litres et demi de liquide très-sanguinolent d'abord, puis bientôt sanguin.

Les deux feuillets du péricarde sont recouverts par une couche fibrineuse épaisse surtout sur le feuillet viscéral.

La fausse membrane est dense, résistante, vascularisée en certains points et on y trouve des ecchymoses.

Obs. XXI (extraite des Bull. de la Soc. anat., 1842, obs. de Bailly).

Péricardite avec épanchement, voussure précordiale, matité, affaiblissement des battements du cœur, irrégularités du pouls.

M. L. 12 ans. Entré à l'hôpital le 9 septembre 1842.

Ce garçon avait toujours été bien portant. Il y a un mois, après s'être refroidi, il eût de l'œdème des membres inférieurs qui remonta jusqu'au ventre. Au moment où il entre à l'hôpital, le malade présente de l'œdème de la paupière et de la joue gauches. La veine jugulaire gauche est variqueuse ; les lèvres sont violacées.

On constate de la voussure de la région précordiale.

Il y a un peu d'ascite. Le foie est abaissé.

En arrière de la poitrine, on trouve de l'obscurité du son à la percussion.

. . . .

Auscultation du cœur : battements très-faibles, très-éloignés, irréguliers, sans bruit anormal.

Grande matité au niveau de la région précordiale.

Les jours suivants, surviennent des signes d'irritation bronchique.

Le pouls est tantôt régulier, tantôt irrégulier.

La matité précordiale s'étend du côté droit et dépasse la ligne médiane de 1 centimètre et demi environ.

Le 29 octobre. Le malade n'accuse aucune gêne de la respiration, mais on constate qu'il a de la dyspnée, de la bouffissure et de la congestion des veines du cou. Les bruits du cœur sont faibles, éloignés, irréguliers ; mais on n'entend pas de souffle.

La matité précordiale s'étend jusqu'au mamelon droit.

Les jours suivants, la dyspnée devient considérable, la figure est cyanosée, la peau froide. Le malade fait des efforts de vomissement très-pénibles et incessants accompagnés de beaucoup d'angoisse.

Le 30. Le malade est encore tourmenté par des envies de vomir et il meurt dans la nuit du 1er novembre.

Autopsie. — Congestion de la pie-mère sans aucune autre lésion.

Congestion du foie.

Le péricarde est distendu par du liquide.

Dans la plèvre droite, 500 grammes de liquide citrin.

Le poumon gauche refoulé par le péricarde renferme un grand nombre de granulations miliaires.

Des ganglions très-volumineux compriment les vaisseaux de la base du cœur.

Le péricarde est recouvert de lames rougeâtres formées par le tissu cellulaire du médiastin enflammé chroniquement.

Cette séreuse renferme 300 grammes de sérosité limpide. Les deux feuillets sont hérissés de mamelons irréguliers, tantôt mous et flottants, tantôt compactes et mamelonnés, allant du jaune à la coloration rosée. Le péricarde, sous le rapport de l'épaisseur des parois, égale à peu près un utérus au 4e ou 5e mois de la grossesse. La fausse membrane a 1 centimètre d'épaisseur et dans quelques points elle est formée de tissu cellulaire stratifié et vascularisé.

Le cœur est un peu hypertrophié, les valvules sont saines.

Obs. XXII (extraite de la thèse de Desclaux, obs. 4.)

Péricardite avec épanchement. Le frottement péricardique existe en même temps que les signes de l'épanchement. Il augmente d'intensité à mesure que le liquide se résorbe. La matité précordiale est difficile à apprécier à cause d'un épanchement pleural concomitant ; frottement pleural.

Jean D. 19 ans. D'une constitution peu robuste, jouissait habituellement d'une bonne santé. Domestique, il habite Paris depuis un an. A son arrivée dans cette ville il eut une légère indisposition. Depuis lors il s'était bien porté, lorsqu'il fut pris il y a quinze jours après être descendu dans une cave froide, d'une douleur assez vive dans le côté gauche de la poitrine et d'une toux sèche qui dura peu de temps. Déjà les deux ou trois jours qui précédèrent ce point de côté il éprouvait de la lassitude et du brisement dans les membres, de la céphalalgie, de l'inappétence. Néanmoins il continua de travailler et ne se mit au lit que le 19 septembre. Sa respiration devenant de plus en plus gênée, il fit alors appeler un médecin qui lui ordonna vingt sangsues sur le point douloureux. Ce traitement lui procura peu de soulagement et il se décida à entrer à la Charité le 21 septembre 1834.

Le 23. Le malade couché en supination s'incline plus volontiers sur le côté gauche. Sa figure peu colorée n'exprime pas une vive souffrance. Les ailes du nez se dilatent peu. Le côté gauche de la poitrine se soulève légèrement en masse pendant l'inspiration. Le droit au contraire paraît se dilater davantage. Le ventre est affaissé et participe peu aux mouvements respiratoires.

La peau est chaude, halitueuse. Le pouls marque 112 pulsations à la minute, il est peu développé, assez facile à déprimer, du reste régulier. La respiration est difficile et douloureuse (28 à 32 respirations.

La région du cœur présente une voussure très-manifeste.

Le choc de la pointe n'est pas du tout sensible. Il est difficile de limiter l'étendue de la matité dans la région précordiale à cause de l'épanchement pleural. Cependant on trouve cette matité dans l'étendue de 4 pouces et demi de haut en bas et de 6 pouces transversalement.

Les bruits du cœur sont sourds, profonds, voilés en partie par un bruit de frottement sous le sternum qui se rapproche du bruit de scie. Il persiste avec la même intensité bien que le malade retienne sa respiration. Il n'y a pas de frémissement cataire.

Le malade éprouve une douleur dans le côté gauche de la poitrine se prolongeant le long du rebord des fausses côtes. Il a une toux rare et sèche.

La poitrine résonne bien partout, si ce n'est à gauche dans les trois cinquièmes inférieurs où l'on trouve de la matité dans toute la demi-circonférence.

En dehors du péricarde, on entend un bruit très-sec de frottement mêlé de craquement et de déchirement qui augmente beaucoup pendant les fortes inspirations, et qui cesse tout à coup quand le malade s'abtient de respirer. En arrière du côté gauche, on entend de l'œgophonie et un souffle très-marqué depuis l'angle inférieur de l'omoplate jusqu'à la base du poumon ; il est plus faible quand le malade est couché sur le ventre.

(Traitement : saignée, ventouses à la région précordiale, etc.).

Le 23. Le malade a eu des sueurs abondantes pendant la nuit, la douleur a presque entièrement disparu. Les urines sont rares, foncées en couleur et rougissent le papier de tournesol.

La peau est chaude, halitueuse.

Pouls régulier, assez mou, 96 à 100 pulsations.

Les bruits du cœur sont moins distincts qu'auparavant à cause de l'augmentation des bruits de frottement qui sont plus secs. A l'auscultation de la poitrine, le souffle est moins prononcé, mais l'œgophonie persiste.

Le sang présente une couenne ferme, le caillot n'a pas une très-grande consistance (saignée).

Le 24. Amélioration sensible, le malade n'éprouve plus de douleur pendant la respiration qui est fréquente. Pouls, 80.

La main perçoit encore difficilement le choc de la pointe du cœur. Cependant les battements sont plus marqués et les bruits de frottement diminuent ainsi que la souffle et l'œgophonie.

La matité précordiale a moins d'étendue.

(Ventouses scarifiées sur la poitrine, à gauche en arrière).

Du 24 au 27, la matité diminue. La respiration revient bien, la voussure s'efface. On entend encore un léger bruit de râclement dans la région précordiale. L'étendue de la matité est de 2 pouces 3 lignes de haut en bas et de 2 pouces en travers.

Le 28. A l'auscultation on n'entend plus de souffle ni d'œgophonie ; le son est presque entièrement revenu. La voussure a disparu. On sent très-bien battre la pointe du cœur entre le cinquième et le sixième espace intercostal.

On perçoit encore un léger craquement en dehors des limites du cœur.

Du 28 au 4 octobre. Le malade va de mieux en mieux. Les bruits du cœur sont normaux ; c'est à peine si l'on peut distinguer un léger frottement. L'étendue de la matité est naturelle. La respiration se fait partout très-bien.

Obs. XXIII (extraite du Lyon médical, janvier 1876, résumée).

Péricardite avec épanchement abondant. Le bord du poumon gauche recouvre le péricarde et la voussure apparaît sous la forme d'une proéminence marquée du côté gauche dn thorax. On constate des variations dans l'étendue de la matité suivant les positions qu'on fait prendre au malade.

Le malade dont on rapporte l'observation est entré à l'hôpital le 30 novembre 1875 et ce n'est que le 10 décembre qu'on a reconnu la péricardite aux signes suivants : cyanose, dyspnée qui oblige le malade à rester assis. Œdème des membres inférieurs.

A l'auscultation des poumons : râles sonores et muqueux un peu plus nombreux aux bases.

Du côté du cœur, on trouve une matité assez étendue à la région précordiale, qui semble éprouver des variations suivant qu'on étudie le malade étant couché ou assis.

Les battements du cœur sont lointains, mal frappés. La pointe n'ébranle pas la paroi thoracique.

Le pouls est petit, dépressible.

Le 11 décembre. Il n'y a pas de voussure à la région précordiale, mais une proéminence marquée des côtes gauches du thorax. La région épigastrique est soulevée assez fortement.

Les jours suivants, aggravation constante de tous les symptômes et mort le 25 décembre.

Autopsie. — Les poumons sont rejetés excentriquement par le péricarde distendu. Le bord du poumon gauche recouvre le péricarde jusqu'au bord du sternum.

Le péricarde très-distendu occupe la plus grande partie du thorax ; il est développé surtout du côté gauche et on peut se convaincre que la proéminence du thorax à gauche pendant la vie était due au développement du péricarde. La cavité séreuse renferme deux litres de liquide. Sa surface interne est recouverte de fausses membranes.

Le cœur recouvert de fausses membranes est excessivement petit. A la coupe, ses fibres ne paraissent pas altérées.

Les poumons interposaient donc leur sonorité à la matité du péricarde. (Il est regrettable qu'on ne soit pas entré dans de plus grands développements relativement aux variations qu'éprouvait la matité suivant les positions.)

Obs. XXIV.

(Extraite des Bull. de de la Soc. anat., 1876, obs. par Valude, résumée.)

Péricardite hémorrhagique avec épanchement abondant. Les signes fournis par la vue et par la percussion sont masqués par le poumon emphysémateux.

X..., 40 ans, est syphilitique et alcoolique. Depuis 3 ans, il se manifestait chez lui tous les ans au printemps les accidents suivants : œdème des jambes. Rougeur de la peau de la face dorsale des mains. Celle-ci se couvrait de phlyctènes qui se flétrissaient ensuite. Ces accidents disparaissaient ensuite spontanément pour revenir l'année suivante.

Depuis dix mois, l'œdème des jambes persiste et le malade éprouve de la dyspnée.

A son entrée à l'hôpital, le visage est cyanosé, la dyspnée est considérable. On trouve de l'emphysème et de l'œdème pulmonaire. Il n'y a pas de fièvre.

La poitrine est globuleuse et ne permet pas de reconnaître la voussure précordiale. La percussion est gênée à gauche et en haut par une lame pulmonaire emphysémateuse ; mais on peut constater que la matité dépasse le bord droit du sternum d'un travers de doigt et qu'elle descend au-dessous de la sixième côte.

Les battements du cœur sont insensibles à la main, les bruits sont sourds, voilés, mais normaux....

Les jours suivants l'état général s'aggrave, le pouls devient petit, dépressible, irrégulier, et la mort ne tarde pas à arriver.

Autopsie, — Nous ne donnons que les lésions qu'on a constatées du côté du cœur.

Le péricarde très-distendu renferme plus d'un litre de sang pur. Sa surface externe est chargée de graisse. Sa cavité renferme des fausses membranes qui ont plus de 1 cent. d'épaisseur sur le cœur.

Il y a hypertrophie cardiaque, dégénérescence graisseuse du myocarde.

Obs. XXV. (obs. de Montąz et Dubief in. Lyon médical, 1877.)

Nous ne citons que quelques lignes de cette observation pour montrer comment des adhérences qui fixent le cœur du péricarde peuvent modifier les signes physiques de la précardite. La distension du péricarde se fait d'une manière anormale, et malgré un épanchement de 600 gr., on perçoit les battements du cœur et un frottement.

Il s'agit d'un individu rhumatisant qui est atteint de péricardite avec épanchement. Pendant la vie, le pouls était très-petit, très-rapide, presque imperceptible.

On a toujours senti les battements du cœur vers le mamelon gauche, et à l'auscultation on entendait un bruit de frottement péricardique.

Après la mort, on a vu que le péricarde renfermait 600 grammes de liquide purulent. Le cœur était adhérent à son feuillet pariétal par une bride fibreuse et la distension de la poche séreuse s'était faite en refoulant le poumon gauche, de telle façon qu'elle avait fait penser à une pleurésie de ce côté.

Obs. XXVI.

(Extraite de la thèse de Biron, Paris 1877, obs. VI. In Bull de la Soc. anat., 1867, résumée.)

Péricardite avec épanchement. Souffle à l'auscultation. Pas d'endocardite.

C..., 30 ans, charretier, entré le 28 janvier 1867 à la Pitié, salle Saint-Paul, service de Béhier.

A son entrée à l'hôpital, le malade avait tous les signes d'une phthisie commençante....

Du côté du cœur on a constaté pendant la vie les symptômes suivants : matité précordiale plus considérable qu'à l'état normal. Bruit de souffle au premier temps à la base.

Le malade avait de la dyspnée, de l'œdème.

La mort est survenue le 13 mai.

Lésions constatées à l'autopsie. Le péricarde distendu occupe la partie moyenne de la cavité thoracique et refoule les deux poumons. Il renferme un demi-litre de sérosité colorée par du sang. Sa paroi est épaissie et le cœur recouvert de fausses membranes.

Aucune altération de l'endocarde ni des valvules.

Tubercules dans les deux sommets des poumons.

(Nous n'avons donné qu'un court abrégé de cette observation, d'ailleurs peu intéressante. Elle nous montre l'existence d'un souffle indépendant de l'endocardite, mais elle ne nous en indique pas la véritable cause.)

Obs. XXVII. In Bull. Soc. anat., 1875, obs. de Cl. de Boyer, page 653, résumée).

Dans la péricardite, la dégénérescence du myocarde donne lieu à des signes qui ressemblent en partie à ceux que l'on constate dans le cas d'épanchement dans le péricarde. Fièvre typhoïde, endocardite végétante mitrale et tricuspide, myocardite et péricardite.

Sans faire la narration complète de la maladie de cet enfant âgé de 9 ans, nous dirons seulement que pendant la vie, les lésions du cœur et du péricarde ont donné lieu aux signes physiques suivants : Pouls petit. Les battements du cœur irréguliers. Impulsion du cœur à peine perceptible. Absence complète de bruits morbides. Pas de matité précordiale.

Mettons maintenant en parallèle les lésions anatomiques : Cœur augmenté de volume. Péricardite caractérisée par l'adhérence du feuillet pariétal et viscéral, avec faible épanchement purulent vers la pointe. L'organe est recouvert d'abondantes fausses membranes crémeuses de formation récente.

Endocardite végétante, prononcée des valvules mitrale et tricuspide. Tromboses fibrineuses anciennes dans les cavités cardiaques.

Le tissu du cœur mou, friable, a subi en presque totalité la dégénérescence granulo-graisseuse constatée au microscope.

Les reins sont gros, blancs.

Plaques de Payer ulcérées dans l'intestin.

Obs. XXVIII. (Symphyse cardiaque.)

Samuel Archer (in the Dublin, Journ. of méd. Science, p. 286, octobre 1876) rapporte une observation d'adhérence du péricarde diagnostiquée à l'aide du signe suivant : rétraction de l'espace intercostal pendant la systole cardiaque et saillie pendant la diastole.

Obs. XXIX.

Observation résumée d'un cas de symphyse cardiaque, extraite du Traité d'anatomie pathologique de Lebert, obs. CLXXVI.

X..., 25 ans. Etant enfant, ce malade a eu la rougeole, la coqueluche, une ophthalmie, une adénite suppurée du cou. Jamais il n'a eu de rhumatisme.

Au mois de novembre 1849, il s'aperçoit qu'il a la respiration courte, surtout en montant, il a des palpitations, de l'essoufflement. La fièvre s'empare de lui et il garde le lit. Sa maladie a duré trente-cinq jours (diagnostic probable : péricardite). Comme traitement, on lui a fait sept saignées en 16 jours !

Au mois de novembre il entre en convalescence, mais il est toujours dyspnéique ; et pendant trois ans au printemps et à l'automne, il éprouve de l'essoufflement et des palpitations très-incommodes.

Au mois de mars 1852, il est pris de point de côté, de toux, de fièvre. Cette maladie va en diminuant pendant deux mois.

Au mois de juin de la même année, il commence à enfler, mais l'hydropisie se dissipe bientôt pour revenir au mois de septembre.

Le malade examiné au mois d'octobre 1852, présente les symptômes suivants : il est pâle, les lèvres sont violacées. Il a de la dyspnée. Le pouls bat 90 fois à la minute ; il est médiocrement plein, non vibrant. Le malade a des palpitations, mais point de douleur au cœur.

Les battements du cœur sont visibles et on remarque un retrait de la paroi thoracique au niveau des cinquième et sixième espaces intercostaux pendant les contractions.

A la palpation, les battements sont forts, tumultueux. On perçoit une matité s'étendant du troisième espace intercostal jusqu'au huitième; et allant du bord droit du sternum jusqu'à 3 centimètres en dehors du mamelon gauche.

La partie inférieure de la région précordiale est plutôt déprimée.

Il y a un bruit de souffle au premier temps et à la pointe. Un peu d'œdème des membres inférieurs.

(Nous passons sous silence l'examen des autres organes qui ne présente rien d'important.)

Pendant le mois d'octobre, les palpitations, la dyspnée, l'hydropisie augmentent.

Ponction : on retire de la cavité péritonéale 6 litres de liquide.

Le pouls est petit, accéléré après la ponction.

Ensuite l'affaiblissement devient plus considérable; il survient une pleurésie du côté droit. L'étouffement, la cyanose, l'anxiété, vont en augmentant. Le pouls est petit, accéléré, et la mort survient le 2 novembre.

Autopsie. — On trouve du liquide épanché dans le péritoine. Adhérence générale du péricarde. Le cœur est très-augmenté de volume. La valvule mitrale et les valvules sigmoïdes du côté gauche sont très-épaissies et présentent des végétations molles et des taches athéromateuses....

Foie volumineux....

Poumons œdémateux....

Obs. XXX (extraite du Bull. de la Soc. anat., août 1856, obs. de M. Potain).

Symphyse cardiaque, triple bruit du cœur, impulsion diastolique.

Louise Verdelet, 40 ans.

Antécédents : La mère est morte d'une affection cardiaque.

Depuis son enfance, la malade a l'haleine courte. Jamais elle n'a eu de palpitations, ni de rhumatisme, ni aucune maladie sérieuse. Au mois de juin 1855, à la suite d'une émotion violente, elle fut prise subitement d'une maladie caractérisée par de la toux, de l'oppression, de l'enflure des jambes et une fièvre modérée. Entrée à l'hôpital Lariboisière, elle entendit dire qu'elle avait un bruit de frottement dans la région du cœur. Au bout de quelques semaines, elle est sortie de l'hôpital très-soulagée, mais ayant encore les jambes enflées. Bientôt après, l'œdème des jambes et l'oppression augmentèrent et la malade entra à la Charité le 14 juin 1856.

A ce moment on constate chez elle un œdème très-dur des membres inférieurs et une ascite commençante. Une oppression très-pénible l'oblige à se tenir constamment assise dans son lit. Elle fait de 26 à 30 inspirations par minute. La toux est peu fréquente et l'expectoration rare et incolore.

A l'examen de la malade, on trouve une matité absolue avec absence du bruit respiratoire dans le tiers inférieur du côté droit et dans le reste de la poitrine, quelques râles muqueux disséminés sans altération de la résónnance.

Malgré sa très-grande oppression, elle n'éprouve ni palpitations ni sensation de battement dans la région du cœur. La matité précordiale à 10 centimètres d'étendue. il est impossible de sentir aucune impulsion de la pointe du cœur; mais au niveau de la quatrième côte et à 7 centimètres du bord gauche du sternum, on perçoit une impulsion distincte, étendue à une large surface et coïncidant avec le deuxième bruit du cœur.

Cette impulsion n'était énergique que pendant l'inspiration; elle disparaissait même presque complètement pendant l'expiration. Quand on faisait faire à la malade une inspiration soutenue, cette impulsion s'effaçait toujours après quatre ou cinq battements du cœur, avant que l'expiration commençât.

L'impulsion était assez forte pour se faire sentir non-seulement à la main, mais à l'oreille appliquée sur la poitrine. Elle ne s'accompagnait pas de frémissement.

Le premier bruit du cœur était assez net, son maximum d'intensité répondait au-dessous de la mamelle, vers le cinquième espace intercostal. Il s'accompagnait en ce point d'un bruit de souffle assez doux, court et peu intense.

Le deuxième bruit était dédoublé où plutôt se composait de deux bruits se succédant très-rapidement : l'un clair, sec, éclatant avec les caractères du claquement valvulaire et conservant une intensité à peu près toujours égale; l'autre venant immédiatement après, moins net, moins bien frappé, coïncidant exactement avec l'impulsion sentie à la région précordiale; comme elle se renforçant très-notablement pendant l'inspiration et prenant à ce moment un timbre un peu métallique. Bien que cette deuxième partie du dédoublement eût pendant l'inspiration plus d'intensité à la base du cœur que la première partie, cependant elle se propageait moins loin et ne s'entendait que dans une étendue assez limitée.

Aucun souffle n'accompagnait le second bruit du cœur, pouls 120, faible, inégal. En le palpant pendant qu'on auscultait les bruits du cœur, il était facile de reconnaître que sa pulsation se faisait sentir immédiatement après le bruit simple et avant le bruit dédoublé, ce qui montrait d'une façon positive que ce dernier était le deuxième bruit du cœur.

Les veines jugulaires étaient animées de battements rapides qui paraissaient être au nombre de deux pour chaque battement du cœur.

Langue humide, peu d'appétit, pas de fièvre, sueurs abondantes pendant le sommeil.

L'état de la malade présente de nombreuses alternatives pendant son séjour à l'hôpital; mais les signes fournis par l'examen du cœur demeurèrent les mêmes.

Cependant dans les derniers temps de la maladie le pouls était à 92. L'impulsion avait presque complétement disparu; le souffle du premier temps n'était pas appréciable et la deuxième partie du bruit dédoublé était devenue si faible qu'on avait parfois peine à la percevoir.

Il survint successivement de nombreuses complications à la maladie : des accidents convulsifs, de la congestion pulmonaire, une augmentation de l'ascite qui nécessita une ponction, et en dernier lieu de l'œdème du cerveau, du coma qui se termina par la mort le 24 août 1856.

Autopsie. — Le péricarde est très-épaissi; il adhère totalement au cœur par un tissu cellulo-fibreux si résistant qu'il est impossible de le déchirer. Il y a quelques granulations blanchâtres dans ces fausses membranes. Le cœur très-notablement hypertrophié a un volume double de celui qu'il a normalement.

Les parois ventriculaires gauches sont épaissies d'environ 15 millimètres à la partie moyenne. Celles de l'oreillette gauche sont aussi épaissies. Dans la cavité de celle ci, en divers points, on voit de petites tumeurs du volume d'un pois à celui d'une noisette, d'un blanc jaunâtre, ayant l'aspect de la fibrine coagulée et adhérentes aux parois charnues de la colonne auriculaire. L'orifice auriculo-ventriculaire gauche est large, la valvule mitrale souple; mais présentant le long de son bord libre de nombreuses petites nodosités, et sa moitié postérieure très-étroite paraît en outre bridée par les tendons, ce qui semble avoir dû la rendre insuffisante.

L'orifice aortique est normal ainsi que les valvules sigmoïdes.

Il en est de même des cavités et des orifices du cœur droit, sauf un peu de dilatation.

Adhérences de la plus grande partie des deux feuillets pleuraux avec granulations. Œdème et congestion pulmonaires à la base. Granulations fibro-plastiques dans le péritoine. Nombreuses adhérences des intestins à la paroi abdominale. Reins normaux. Cerveau infiltré de sérosité et ventricules distendus par un liquide limpide et incolore.

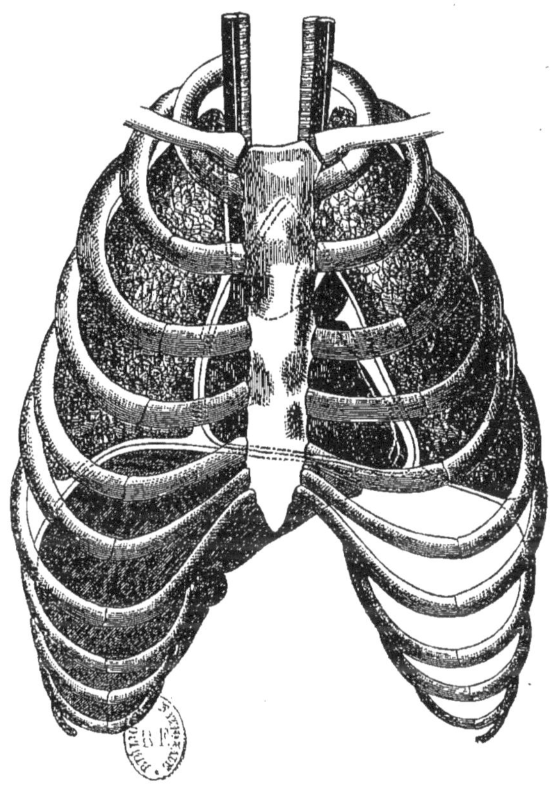

Rapport du péricarde avec la paroi thoracique.

TABLE DES MATIÈRES.

Paris. — A. PARENT, imp. de la Faculté de Médecine, r. M.-le-Prince, 29-31.

Paris. — Typ. A. PARENT, imp. de la Faculté de médecine rue M.-le-Prince, 29-31.